講座＊医療経済・政策学 第4巻

医療技術・医薬品

Health Economics and Policy

池上直己
西村周三 [編著]

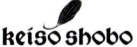
keiso shobo

刊行の言葉

　21世紀初頭にわが国は世界一の超高齢社会となった．それに伴い，国民医療費が増加し続ける反面，医療機関の経営困難は増し，医療事故（報道）の多発により国民の医療不信が強まっている．これらの諸問題を国民皆保険制度を維持しつつ解決するためには，医療の質の引き上げと医療の効率化の両方を達成することが求められている．

　この困難な課題を達成するためには，医療経済学と医療政策研究の知識と方法が不可欠である．本講座の目的は，従来別個に行われてきた両分野の研究を統合し，新たな「医療経済・政策学」を確立・普及することである．具体的には，政策的意味合いが明確な医療経済学研究と，経済分析に裏打ちされた医療政策研究との統合・融合をめざす．

　わが国でも，1990年代以降，医療経済学と医療政策研究は急速に発展してきているが，特に実証研究の面では欧米諸国に遅れている点は否めず，各国の研究成果を学ぶ必要がある．しかし，医療制度は各国の歴史と文化に根ざしているため，それらを直輸入することはできない．本講座では，わが国の研究成果と欧米諸国の研究成果の統合もめざす．

　全6巻からなる本講座は，わが国初の，医療経済・政策学の包括的で「より進んだ教科書」である．医療経済学と医療政策研究の基礎理論を示すと同時に，日本の医療経済・政策にかかわるアクチュアルな諸問題を学問的に，しかも分かりやすく論じることにより，大学・大学院だけでなく医療現場でも幅広く「使える」教科書ともなっている．

講座　医療経済・政策学　編集委員会
二木立・田中滋・池上直己・西村周三・遠藤久夫

はしがき

　講座の他の巻がマクロの医療制度を対象としているのに対して，本巻はミクロレベルにおける医薬品，医療機器，検診等の個々の「技術」の経済評価が対象である．技術の「効果」（有効性・安全性を含む）と，「費用」をそれぞれ評価する方法については，国際的に確立されてきたが，分析の結果については国によって異なる．なぜなら，発生する「費用」は医療従事者の給与水準，施設・設備の水準と稼働率等によって大きく変わるだけでなく，「効果」についても人種等による遺伝的相違，支払方式・制度等によって規定された医療提供体制，当該技術を用いる医療従事者の技術水準等によって影響されるからである．

　そこで，日本で独自に分析を進めることが急務であるが，診療報酬では出来高払いが基本であったため，医療機関の側に予算制約下での効果の最大化という発想は乏しく，またこのような観点から業績の評価がなされることはなかった．すなわち，診療報酬によって規定される公定価格と保険請求の条件下における収益率の拡大が経営上の課題であり，予算の範囲内での患者，住民の健康指標（QOL，治療成績等）の向上ではない．また，国，保険者の側も，新しい技術を保険で給付する際の条件，および薬価という価格面においても有効性と安全性という「効果」を評価するが，社会にとっての「費用」を考慮しない．その背景には，マクロの政策レベルでは医療費の抑制，ミクロの現場レベルでは新技術の利用と拡大がそれぞれ進められてきた経緯があるが，こうした乖離は包括報酬の導入により徐々に狭められている．

　さて，本巻では個々の技術を評価する方法論が述べられているので，第5巻『看護とリハビリテーション』の一部と並んで，臨床家に最も馴染みやすい内容となっている．こうした臨床家には，第5章の「臨床経済学のための

はしがき

モデル分析」から読み始めることを勧めたい．一方，社会科学の研究者には，第1章から順に各分析手法の学術的体系の背景にあるコンセプトやモデル化の過程を理解したうえで，各々の妥当性と限界について考察することを勧めたい．

第1章「臨床経済学の方法論」（福田敬）は，医療における市場の失敗から，医療技術の効率性を評価し，その結果の応用を検討するために臨床経済学という分野があり，その課題は，社会の視点から追加的費用の投入と効果の関係を分析することであると述べている．分析の手法，費用の測定，効果の測定を概説した後，日本に適用する場合の障壁や限界について言及して結んでいる．

第2章「費用効果分析の技法と論争点」（橋本英樹）は，「効果」の指標として生存年等を用いるか，それとも生存期間の質を調整した値を用いるかは見解が分かれていると断ったうえで，後者の背景にある「理性的な消費者」が決断する際の期待効用理論等をバランスよく，含蓄のある論理展開で解説している．そのうえで効用を具体的に測るための種々の方法，相互の関係，課題を述べ，最終的には効率性と公平性をめぐる政治倫理的議論に帰結するので，更なる理論的・実証的研究が必要であると力説している．

第3章「費用便益分析と仮想評価法」（田村誠）は，費用便益分析においては，その医療行為・サービスによりもたらせる効果をすべて「便益」として金銭換算し，その際，対象者の人種，性，年齢，障害等を考慮すると問題が多い点を指摘している．そのうえで，これらの影響を直接受けない仮想評価法について解説し，それに用いる各手法の功罪を検討したうえで，分析対象に応じて適宜使うことが必要であると述べている．

第4章「薬剤経済学研究の政策決定への利用と研究ガイドライン」（池田俊也）は，諸外国における，臨床経済学（とくに医薬品を対象とした，いわゆる薬剤経済学）の政策立案への利用の状況と課題について述べている．臨床経済学の政策利用においては研究の整合性を担保し質を確保するための研究ガイドラインが必須であること，費用対効果の閾値設定に取り組む必要があ

はしがき

ることなどを強調している.

　第5章「臨床経済学のためのモデル分析」(小林慎) は，臨床経済学研究でしばしば用いられるモデル技法について解説がなされている．臨床経済学研究においては，実地診療の場面における長期間な費用対効果のデータを推計することが求められる．しかしながら，短期間に理想的環境下で実施される臨床試験においては，長期的な費用対効果のデータを知ることはできないことから，ディシジョンツリーやマルコフモデルなどのモデル技法が活用される．本章では，実例を踏まえてモデル分析の実際を紹介するとともに，モデルに設定するパラメータの収集方法についても述べている．

　第6章「予防医学領域における分析事例」(濱島ちさと) は，がんの予防を中心に，まずがん検診の有効性を評価する3つの条件を提示したうえで，身体活動による一次予防，がん検診，Helicobacter pylori の除菌による胃がんの予防の各事例について，それぞれ経済評価の最新の文献を紹介している．

　第7章「疾病管理の概念とわが国への適用——生活習慣病の管理を中心に」(坂巻弘之) は，主に慢性疾患を対象とし，疾病の重症化を予防するために，住民や患者の自己管理をサポートすることで，総合的な健康改善とそれに基づく費用コントロールを目標とする疾病管理について紹介している．米国における事例を踏まえて日本に適用する際の課題について分析した後，医療サービスの標準化と効率性を追求するうえでの有用性を強調している．

　臨床経済学は諸外国ではすでに実用の域に入っており，特に新しい医薬品や医療技術の保険償還の可否の判断や価格設定において，臨床経済学研究の結果を参考にしている国が増えてきている．本書で述べられた研究上の論争点や適用上の課題についてさらに検討が加えられ，わが国においても医療の効率性を追求するための有用なツールとして活用が進むことを期待する．

　　2005年11月

　　　　　　　　　　　　　　　　　　　　　　　　　　池　上　直　己

目　次

刊行のことば　i

はしがき　ii

第1章　臨床経済学の方法論 …………………………………… 1

第1節　臨床経済学の意義 ………………………………… 1
1　医療における市場の失敗／2　資源配分の基準／3　臨床経済学の役割

第2節　臨床経済学の基本 ………………………………… 3
1　臨床経済学における視点／2　効率性の基本的な考え方／3　効率性の判断基準

第3節　臨床経済学の方法 ………………………………… 9
1　経済評価の方法の種類／2　費用の測定／3　結果の測定

第4節　臨床経済学の利用と課題 ………………………… 21
1　諸外国における経済評価の利用の実態／2　わが国における経済評価の利用可能性／3　臨床経済学の課題

第2章　費用効果分析の技法と論争点 ……………………… 25

第1節　費用効果分析とは ………………………………… 25
1　費用効果分析の考え方／2　費用効果分析の定義

第2節　費用と臨床的アウトカムの測定 ………………… 28

第3節　効用理論と測定手法 ……………………………… 31
1　3つの効用理論／2　効用の測定方法／3　異なる測定方法間の関連／4　測定の枠組みや測定対象の問題

第4節　QALYsの概念と技術的論点 ……………………… 39
　　　　1　QALYsとは／2　QALYsとHYE／3　時間選好と二重計算の問題
　　第5節　個人の選好と社会の選好 …………………………… 42
　　　　1　功利主義的範疇における問題／2　脱・功利主義的（extra-welfarism）議論
　　第6節　効率性と公平性をめぐる政治倫理的議論 ………… 45

第3章　費用便益分析と仮想評価法 ……………………………… 55
　　第1節　費用便益分析 ………………………………………… 55
　　　　1　費用便益分析とは／2　費用便益分析の理論的背景／3　費用効果分析との比較／4　方法と具体例
　　第2節　仮想評価法 …………………………………………… 61
　　　　1　仮想評価法とは／2　質問方法・対象／3　仮想評価法の測定対象
　　おわりに ………………………………………………………… 69

第4章　薬剤経済学研究の政策決定への利用と研究ガイドライン ……………………………… 71
　　はじめに ………………………………………………………… 71
　　第1節　先進諸国における薬剤経済学の活用状況 ………… 74
　　　　1　オーストラリア／2　カナダの状況／3　英国／4　ノルウェー
　　第2節　薬剤経済学の分析結果の評価 ……………………… 88
　　　　1　増分費用効果比を用いた評価／2　1年の命の価値
　　第3節　わが国への示唆と今後の課題 ……………………… 96

第5章　臨床経済学のためのモデル分析 ………………………… 101
　　第1節　臨床試験と臨床経済学 ……………………………… 101
　　　　1　はじめに／2　臨床試験と臨床経済学／3　モデル分析

の長所と短所／4 モデルの種類
　　第2節　ディシジョンツリー ································· 111
　　　　　1 ディシジョンツリーの構造／2 ディシジョンツリーを使った分析例／3 感度分析
　　第3節　マルコフモデル ····································· 118
　　　　　1 マルコフモデルの基礎／2 マルコフモデルの計算方法
　　第4節　モデル作成のためのソフトウエア ············· 133
　　第5節　モデルへのデータ設定 ·························· 135
　　　　　1 モデル分析と使用データ／2 データの入手方法（費用）／3 データの入手方法（確率）

第6章　予防医学領域における分析事例 ······················ 141
　　第1節　予防医学領域における経済評価の位置づけ ········· 141
　　　　　1 予防対策の有効性評価／2 有効性評価と経済評価
　　第2節　一次予防の事例 ····································· 148
　　第3節　がん検診の事例 ····································· 152
　　第4節　*Helicobacter pylori* 除菌の事例 ····················· 157

第7章　疾病管理の概念とわが国への適用 ·················· 163
　　――生活習慣病の管理を中心に

　　はじめに ·· 163
　　第1節　疾病管理とは ·· 166
　　　　　1 疾病管理の定義／2 疾病管理プロセスとツール／3 現状分析・目標設定／4 介入／5 分析・評価
　　第2節　米国における疾病管理の歴史と発展 ············· 172
　　第3節　日本における疾病管理の現状と今後の展開 ········ 173
　　　　　1 疾病管理の概念と範囲の広がりと疾病予防／2 疾病予防と疾病管理との関係／3 保険者モデル／4 地域モデル／5「介護予防」への適用

目　次

　　　第4節　疾病管理普及における課題……………………………………180
　　　　　1　疾病管理ツールの開発と評価／2　個人情報保護／
　　　　　3　収益モデル
　　おわりに　………………………………………………………………183
事項索引　185
欧文索引　189
執筆者一覧　191

第1章　臨床経済学の方法論

福　田　　　敬

第1節　臨床経済学の意義

1　医療における市場の失敗

　一般的な財やサービスは市場という場で資源配分される．ここでは価格をシグナルとした完全競争市場を仮定している．ただし，完全競争市場が成り立つには，①多数の生産者と多数の消費者の存在，②参入・退出の自由，③外部性がない，④財の均質性，⑤生産者と消費者が財について完全な情報を有するといった条件が必要である．完全な競争市場が成立する場合には資源配分は市場に任せる方が好ましい．価格以上の効用が消費者余剰，価格と生産費用の差が生産者余剰となり両者をあわせたものが社会的余剰である．需要と供給のバランスに応じて価格が決まる場合には，市場による資源配分がもっとも社会的余剰を大きくすることができる方法となる（Boardman et al., 2001）．しかし，医療の場合には一般的に完全競争市場は機能しない．理由の第一は情報の非対称性である．これは医療における生産者（医療専門職）と消費者（患者）の間で情報に偏りがあるという意味で，情報の内容は主にその患者に提供されるべき最適な医療は何かという点である．この情報を多く有しているのは医療専門職であり，あまり有していないのは患者ということになる．例えば，患者は頭痛や腹痛などの症状を訴えて受診する場合は多いが，必要な検査や治療法等についての知識は少ない．従って，提供される医療は生産者である医療専門職の判断が大きく影響する．このように情報に

偏りがある場合には市場は機能しない．消費者が購入すべき財の判断ができないためである．

市場が機能しない場合には，第三者が介入する場合が多い．代表的な第三者は政府である．医療でも，例えば医療専門職の資格制度を制定したりといった介入を政府がしている．経済学的には診療報酬点数および薬価基準という形で，消費者へ販売する際の価格を国が決めているというのが大きな介入である．

さらにこのような制度を通じて効率的な資源配分を考える必要がある．市場メカニズムが働く場合には，市場に委ねればよいが，そうでない場合には資源配分のルールや価格設定のルールを決める必要がある．そこで医療技術の効率性を評価し，評価結果に基づき資源配分を行うことが重要となる．

2　資源配分の基準

資源配分の基準としては，代表的なものとして公平性と効率性の2つがある．医療は定義上，公共財ではなく，提供者である医療機関は医療法人や個人などのいわゆる民間の組織が多い．しかしながら，公平な配分に対する社会的な期待がある．すなわち，同じような症状を呈する複数の患者がいる場合に，その患者の身分や所得などには関係なく同じような医療が提供されるべきだという考え方である．従って，公平な医療資源配分も重要な課題である．公平性を判断するためには，所得と医療資源消費を用いたジニ係数による分析などいくつかのアプローチがある．

一方で，効率的な資源配分もやはり重要である．日本は国民皆保険制度のもと，住民が支払う社会保険料や税金をもとに医療提供がなされている．これらの資金は効率的に用いられるべきである．そのため，個別の医療行為について効率性を判断して，効率性の高いものが提供されるようなしくみを作ることが重要である．

3　臨床経済学の役割

臨床経済学は，医療技術の効率性を評価し，役立てるための学問と捉えることができる．効率性を評価するにはその方法について考える必要があり，またそれを役立てるためには，効率性を評価した結果の応用の仕方について検討する必要がある．利用に関しては，個々の医療の適用の場もあり得るし，社会的な立場での判断もあり得る．社会的な資源配分の決定に際しては，国や医療保険の立場もある．

第2節　臨床経済学の基本

1　臨床経済学における視点

臨床経済学研究においては，分析をする視点（perspective）が重要である．例えば，実際に臨床の現場に関わる者としては，患者および医療提供者の視点がある．また医療保険制度のもとでは，医療保険の保険者や国などの視点もある．どのような立場で効率性を考えるかによって分析の対象とすべき内容が異なる．これは費用の算出に関して特に顕著である．医療の提供にあたっては様々な場で様々な費用がかかる．例えば患者にとっては医療を受ける際に窓口で支払う費用（医療保険の自己負担分や保険適用外の医療費など）の他に，医療機関へ通うための交通費などもかかる．医療提供者の立場からは，医療専門職の人件費や薬剤を含む医療材料の費用など，さらに医療機関の設備等の費用がかかる．医療保険の立場からは診療報酬の支払い，また国の立場からは保険制度への支出などがある．効率性を考える際にはどの視点に立って，どの費用を含めるかを決めておくことが必要である．特にどれが優れているということではなく，研究の目的に応じて視点を定める必要がある．

多くの文献で見られる立場は社会からの視点（societal perspective）であ

る．社会からの視点では，関心のある疾病の発生や治療法に関連する費用をすべて含むことになる．社会的な資源の損失を問題とするわけである．

2　効率性の基本的な考え方

効率性を考えることは医療分野に限ったことではない．例えば自動車の効率を考えてみよう（表1-1）．Aという自動車は40リットルのガソリンで500キロ走行できるとする．Bという自動車は50リットルのガソリンで600キロ走行できるとする．はたしてどちらが効率的な自動車だろうか．このような場合，我々は1リットルあたり何キロ走行できるかを算出する．この例でみればA車は12.5キロ/リットル，B車は12.0キロ/リットル走ることができる．従ってA車の方が効率的と判断できるわけである．

医療の効率性も原則としては同様に考えることができる．この自動車の例

表1-1　効率性の評価
A車とB車はどちらが効率的か？
ガソリンを満タンにした場合

	走行可能距離		タンク容量		燃費
A車	500キロ	/	40リットル	=	12.5キロ/リットル
B車	600キロ	/	50リットル	=	12.0キロ/リットル

表1-2　医療技術評価の分類

		費用（input）と結果（output）の両方を検討しているか		
		NO		YES
2つ以上のプログラムを比較しているか		結果のみ検討	費用のみ検討	
	NO	PARTIAL EVALUATION Outcome description	PARTIAL EVALUATION Cost description	PARTIAL EVALUATION Cost-outcome description
	YES	PARTIAL EVALUATION Efficacy or effectiveness evaluation	Cost analysis	FULL ECONOMIC EVALUATION Cost-minimization analysis Cost-effectiveness analysis Cost-utility analysis Cost-benefit analysis

出典：Drummond et al., 1997 より一部著者訳

でも効率性を考える際に重要な2つの要素が含まれている．ひとつは投入と産出の両方を考慮する必要があるという点である．自動車の効率を考える際にはどのくらいのガソリンでどのくらい走れるかという情報が必要である．医療の効率を検討する際にもどのくらいの費用がかかってどのくらいの結果が得られるかという両方の情報が必要となる．もう1点は比較である．前述の自動車の例であれば，例えばA車という自動車の投入と産出に関する情報だけがあっても，このA車が効率的かどうかという結論は下せない．なぜなら，世の中には恐らくA車よりも効率的な自動車も存在するだろうし，効率性が低い自動車も存在するだろう．従って，効率に関する結論を下すには比較が重要である．

表1-2に，この2点の要素による医療技術評価研究の分類を示す．横軸には費用と結果，すなわち投入と産出の両方を考慮しているか，縦軸には2つ以上の医療プログラム（治療技術や薬剤など）を比較しているかどうかをとってある．臨床経済学の方法はこの表では右下の完全な経済評価（full economic evaluation）と分類されるもので，投入と産出の両方を考慮し，2つ以上のプログラムを比較しているものである．他の評価が重要でないということではなく，臨床研究としては大切なものが多い．例えば，結果のみの記述で1つの方法のみについて研究しているものとしては，症例報告などがある．これは特殊な症例や新規の治療法などについての記述としては重要である．また，2つ以上の比較をしているが結果のみを考慮しているものとしては，臨床試験がある．これは臨床上の有効性や安全性を評価するための介入試験で，比較対照が必要である．特に臨床試験のような管理された状況下での有効性の評価を効能（efficacy），一般にその手法が用いられる場での有効性の評価を効果（effectiveness）と区別する．

3　効率性の判断基準

効率性は投入する資源と産出された結果の比をとって表す．臨床経済評価においては，投入する資源はすべて費用として金銭単位に換算する．どのよ

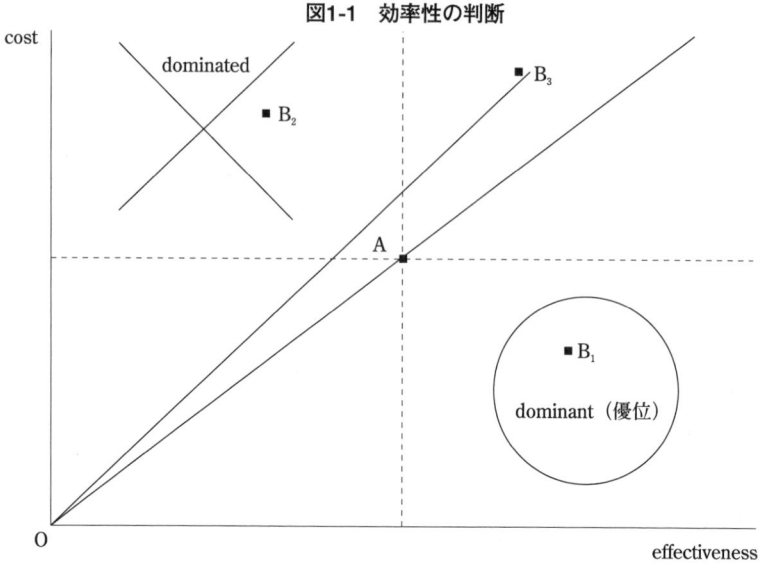

図1-1　効率性の判断

うな費用を含むべきかは分析の視点により異なる.

　仮にある疾患の治療方法について，従来の治療法Aを100人の患者に適用した際の費用をC_A，その効果をE_Aとする．治療効果は例えば100人中治癒した人の割合や検査値の改善などである．この治療による費用および効果は，図1-1における点Aで表わされる．同じ疾患に対して新たな治療法Bが開発されたとする．治療法Bを100人に行った場合には費用C_Bが必要となり，効果がE_Bと表せるとする．点Aを基準に水平および垂直方向に直線をのばし，平面を4つに分割すれば，点Bはこの分割された4つの平面のどこかに位置することになる．仮に点Bが右下の平面にあるとする（B_1）．この位置にくる治療法は従来の治療法Aと比べて効率的である．なぜなら，治療法Aよりも費用が低く効果が高いためである．安くてより良い結果が出る医療であれば積極的に採用すべきである．このように従来のものより費用が低く効果が高くなる場合にその新たな治療法が「dominant（優位）である」という．これとは逆に治療法Bが左上に位置づけられる場合は（B_2），この治療法を選択すべきではない．なぜならこの治療法は従来の治療法Aよりも効果は低

いのに費用が高いからである（Bがこのエリアにきた場合には英語では"dominated"と表現する．日本語ではこれに相当する言葉はないが，強いて言えば「従来の治療法Aが優位である」ということになる）．しかし，現実に多いのは恐らく治療法Bが右上の平面に位置づけられる場合（B_3），すなわち従来の治療法Aよりも効果は高いが費用も高い場合である．治療法の開発研究は恒常的に行われており，従来の方法よりもより効果の高いものを目指している．その結果，効果の高い治療法が開発される．しかしこれには費用がかかる場合も多い．例えばその治療法のために新たな機材が必要となったり，手技を身につけるための教育が必要となったり，またサポートするスタッフが必要になったりする．それでも従来以上の効果が得られるのであれば医療としては望ましい姿である．では，効率性はどう考えれば良いだろうか．原則としては，費用効果比（cost-effectiveness ratio：CER），つまり治療の費用と効果の比をとって考える．治療にかかる費用を効果で割れば，1単位の効果を得るための費用が得られる．丁度，前述の自動車の効率におけるガソリンの燃費を逆数にして，1キロ走行するのに何リットルのガソリンが必要かを算出するのと同じである．図においては，原点から点Aおよび点B_3を通る直線をそれぞれ引き，傾きを比較すればよい．直線の傾きはそれぞれの治療法の費用効果比を表しているので，この場合には傾きが小さい方が効率的，すなわち同じ1単位の効果を得るのにかかる費用が少ないということになる．

確かに従来の治療法Aと新しい治療法Bの費用効果比をそれぞれ算出し，同じ1単位を得るための費用を比較して，費用が少ない方を選択する方が効率的という判断は可能である．しかし，現実の医療提供を考えた場合にそれで良いのだろうか．例えば，新たな治療法は点B_3の位置にあったとする．原点から引いた直線の傾きは点Aに引いた直線よりも大きいため，従来の治療法Aの方が効率的と思える．しかし，患者にとっても医療提供者にとっても治療法B_3は魅力的なのではないだろうか．なぜなら治療法B_3の方が治療効果が高いからである．医療としてはより効果の高い治療法を求めるのは当然のことである．そこで単にそれぞれの治療法の費用効果比を算出するの

第1章 臨床経済学の方法論

表1-3　CERとICER
A：従来の治療法，B：新たな治療法
Cost effectiveness ratio (CER)：費用効果比

$$= \frac{\text{cost(B)}}{\text{effectiveness(B)}}$$

Incremental cost effectiveness ratio (ICER)：増分費用効果比

$$= \frac{\text{cost(B)} - \text{cost(A)}}{\text{effectiveness(B)} - \text{effectiveness(A)}}$$

表1-4　医薬品の場合には
既存薬（A）と新薬（B）はどちらが効率的か？
条件：薬はどちらも1年間投与
　　　年間費用は　A薬：100万円／人
　　　　　　　　　B薬：150万円／人
　　　効果は5年後生存数　100人中　A薬：60人生存
　　　　　　　　　　　　　　　　　B薬：80人生存

	費用	効果	費用効果比
A薬	1億円 ／	60人	＝ 167万円／Life saved
B薬	1.5億円 ／	80人	＝ 188万円／Life saved

$$\text{増分費用効果比} = \frac{1.5\text{億円} - 1\text{億円}}{80\text{人} - 60\text{人}}$$

$$= 250\text{万円}／\text{Life saved}$$

ではなく，追加的にかかる費用と追加的にかかる効果の比を考えることも重要である．これは増分費用効果比（incremental cost effectiveness ratio：ICER）と呼ばれる（表1-3）．従来の治療法は既に行われているものであり，費用が遣われている．ここでの意思決定はこの従来の治療法をやめて新たな治療法Bに置き換えるか，従来の治療法Aを続けるかである．重要なのは従来の治療法Aを新たな治療法Bに置き換えた場合に，追加的にどのくらいの費用がかかり，その費用が追加的に得られる効果に見合うかどうかである．

　例えば単純な例として，表1-4のものを考えてみる．従来の治療薬Aでは薬代が1人あたり年間100万円かかり，新たな治療薬Bでは年間150万円かかるとする．投与はどちらも1年間で，効果は5年後の生存率で測定することとする．臨床試験において治療薬Aによる生存率は60％，治療薬Bによる生存率は80％とする．新たな治療薬Bは効果も高いが費用も高いわけである．

それぞれの費用効果比をとると治療薬Aは167万円／Life saved，治療薬Bでは188万円／Life saved となり，この値を見る限り新たな治療薬Bは効率的ではない．しかしここでも増分費用効果比を考えることが重要であり，治療薬Aに対する治療薬Bの増分費用効果比は250万円／Life saved となる．あとはこの値を費用負担者が容認するかどうかである．社会的な資源配分の意思決定を目的とするのであれば，社会が容認するかどうかを検討する必要がある．

第3節　臨床経済学の方法

1　経済評価の方法の種類

完全な経済評価は大きく費用最小化分析，費用効果分析，費用効用分析，費用便益分析の4つに分類することができる．これらの4つは費用に関する考え方や測定方法は同じで，得られた結果の測定方法が異なる（Drummond et al., 1997）．

費用最小化分析（cost-minimization analysis）は，比較する複数のプログラムによる結果が同等である場合に用いられる．この場合には効果が等しいため費用のみを比較して費用が少ない方が効率的と判断できる．ただしここで注意が必要なのは結果の同等性についてである．複数の治療法や予防的介入法などを比較する際に同等であることを示すことは，統計的に有意な差がないことを示すこととは異なる．臨床試験においても優越性を示すデザインで有意差がなかったことがすなわち同等であるという結論にはならない．厳密に同等であることを示すのであれば，同等性を示すデザインで試験を行い，結果を得る必要がある．費用最小化分析は結果が同等であれば単純に費用の比較だけですむため，費用効果比等を算出する必要もなくわかりやすい．しかし結果が同等であり，それが適切に示される場合にのみ適用できる．

第1章　臨床経済学の方法論

　費用効果分析（cost-effectiveness analysis）は最も一般的な方法で多く用いられている．結果として1つの指標を定めれば良く，その指標は関心のある疾患や治療法などに応じて定められる．例えば，抗がん剤による生存年数の延長効果（life year gained）や降圧剤による血圧減少効果などである．費用効果比は，生存年数を1年延長するための費用や血圧を10mmHg下げるための費用などとして表すことができる．この方法は適切な結果の指標を定めれば様々な疾患に応用できるため一般的であるが，結果の指標を1つに定める必要があり，結果の指標が異なる疾患や治療法の間での比較はできない．

　費用効用分析（cost-utility analysis）は，結果として効用値と呼ばれる値を用いるものである．費用効果分析では生存年数の延長（life year gained）が多く用いられる．しかし疾患の治療においてはしばしば生存年数の延長だけが目的ではなく，その間のquality of life（QOL）が問題になる．効用値として代表的なものは，質調整生存年（quality-adjusted life year：QALY）である．図1-2にQALYの概念を示す．横軸に生存期間の長さ，縦軸にQOL評価値をとる．QALYにおいては，QOL評価値を0が死亡，1が完全な健康（full health）として定義している．仮にある疾患に罹った患者がいるとする．具合が悪いためQOLが低下する．この患者が治療を受けないとすると，さらにQOLが低下していき，いずれ亡くなる．この患者に治療をすると状態が改善しそれとともにQOLが向上する．完全な健康状態まで回復するかは疾患や治療法，あるいは患者に依存する．いずれにせよQOLが向上しある程度推移して最終的には亡くなるとする．この医療によって得られた効果を生存年数の延長で測定しようとすると，aの区間で示されるわずかな間である．しかし，その間のQOLは大きく異なる．治療を受けなければ状態がどんどん悪化して亡くなる．治療を受ければある程度回復して生活ができるようになる．そこでQALYという考え方は，この治療によって得られる効果は無治療と治療の曲線の間に挟まれる面積として表されるという考え方である．現実には，このような曲線を描くことは不可能なので，QALYの算出においては，状態をいくつかのステージに分けて，直線を当てはめる

第3節　臨床経済学の方法

図1-2　QALYの概念

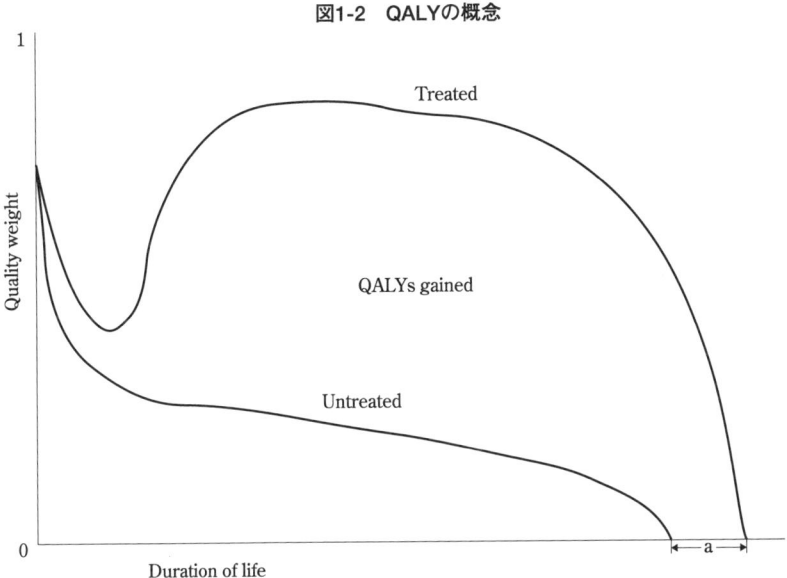

図1-3　QALYの測定モデル

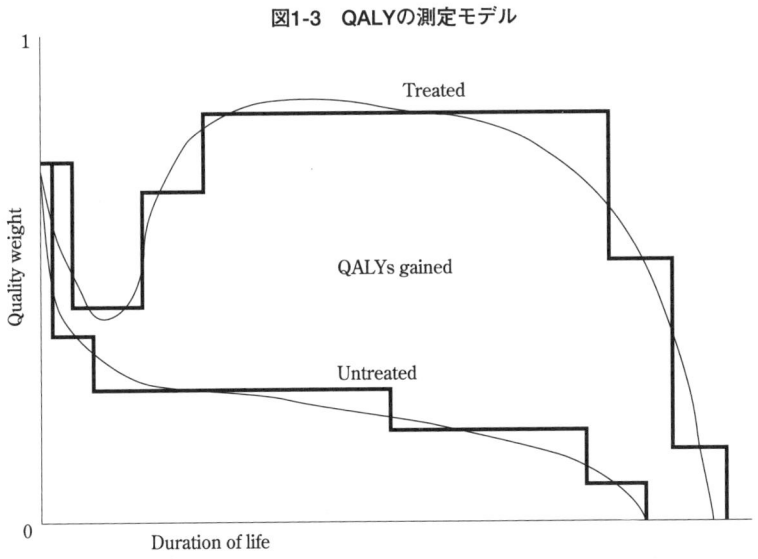

11

(図1-3)．直線にすれば面積を算出するためには長方形の面積を足しあわせれば良いことになり，それぞれの長方形の縦と横の長さがわかればよい．横の長さ，すなわち治療後にある状態でいる長さ（例えば，がんの手術後，再発までの平均時間など）は治療後の疫学調査により把握できる．生存時間解析等を行えば平均時間の算出が可能である．縦の長さはその健康状態におけるQOL評価値である．これは0を死亡，1を完全な健康状態として測定する必要があるが，詳細な測定方法については後述する．費用効用分析を用いるメリットは，結果を生存時間の延長およびQOLの改善の両方を考慮したQALYなどの指標で表すことにより，様々な疾患や治療，予防活動などに関する介入の比較が可能となることである．費用効果分析では同じ結果の指標を用いるもの，すなわち同じ疾患で同じ目的を持つ介入方法の比較しかできないが，費用効用分析を用いれば，様々な治療法での優先順位付けなども可能である．

なお，第2章で橋本が指摘するように，費用効用分析は結果を非金銭的尺度で表すという点では費用効果分析と共通しており，ここで用いている効用という概念は経済学で一般的に用いられる効用よりも限定的であることなどから費用効用分析という用語を用いずに両手法をあわせて費用効果分析と呼ぶこともある．

費用便益分析（cost-benefit analysis）は，結果をすべて金銭換算して表すものである．これは例えば道路やダムを造るなどといった公共投資においてはしばしば用いられる方法で，これらの活動にかかる費用と得られる結果をすべて金銭で表して効率性を検討する．費用便益分析のメリットとしては，費用便益比の他に純便益（net benefit）として，便益から費用を引いた値が算出できる点である．これによって比較対照がなくても，純便益がプラスかマイナスかで意思決定が可能となる．すなわち純便益がプラスであれば，得られるメリットの方が大きく，マイナスであれば負担の方が大きいということになる．ここには暗黙の比較対照として何も活動をしなければ何も結果は生じない，つまりプラスマイナス0との比較が仮定されている．費用便益分

析を用いれば純便益による判断ができるだけでなく，例えば社会的には医療への投資と土木事業への投資の比較なども可能である．しかし，現実には医療分野では費用便益分析はあまり用いられていない．それは医療による結果を金銭換算することが困難だからである．確かにある医療によって1年長く生きられるようになったとして，その金銭的価値を評価することは難しい．いくつかの提案されている方法については後述するが，医療分野においてはまだ測定方法の研究段階であり，実用には至っていない．

2　費用の測定

　費用の測定はどの経済評価についても同様である．費用測定は原則としてかかったものを積み上げて計算すれば良いのだが，いくつかの注意が必要である．

　まず第一に費用の分類がある．これはこの領域の専門家によって分類方法も異なるが，従来から用いられている考え方として，直接費用（direct cost）と間接費用（indirect cost）に分ける方法がある．直接費用はさらに直接医療費（direct medical cost）と直接非医療費（direct non-medical cost）に分類される．直接費用は評価対象とするプログラムの実施に伴って実際に支払いが起こる費用であり，そのうちで医療そのもののために医療機関等でかかるものが直接医療費，そうでないものが直接非医療費である．医療機関での診察や検査，薬剤等の費用はすべて直接医療費となる．直接非医療費には患者が医療機関へ通院するための交通費やその疾患があることに伴ってかかる介助者の費用等が含まれる．間接費用は金銭の支払いは起こらないものの，資源を損失したと考えるべきもので，会計学では扱わない経済学特有の考え方である．臨床経済評価においてしばしば用いられる間接費用としては，患者の労働損失がある．患者は治療を受けるために医療機関やその他に支払いが発生する．これらは直接費用である．しかし経済学的にはさらに患者の労働という資源の損失を評価する必要がある．経済学的な費用の評価はすべて機会費用（opportunity cost）という概念を用いて行われる．機会費用は，あ

る行為をしたために失った利益，言い換えれば，ある行為をしなかったとしたら得られたであろう利益を用いて表すことができる．例えば，ある患者は病気の治療を受けるために1週間の入院が必要だと仮定する．その患者はもし病気でなく治療を受ける必要がなければその1週間に活動をすることができる．この活動の価値を医療を受けることによって損失しているわけである．そこでその患者の1週間の労働の価値を間接費用として加える必要がある．労働の価値は一般に賃金を用いて推計される．

　第二に分析の視点による費用の違いがある．前述した通り，分析の視点には患者や医療提供者，保険者あるいはこれらを含めた社会という立場などがあり，どの視点から分析するかで含むべき費用が異なる．例えば，図1-4に示す診療報酬の支払い金額は，保険者や患者にとっては費用であるが，医療提供者にとっては収入である．医療提供者にとっての費用とはある治療を提供する際にかかる人件費や材料費，経費などを意味する．社会的な視点からはこれらすべてを含むということになるが，この場合に注意が必要な点は

図1-4　誰にとっての費用か（分析の視点）

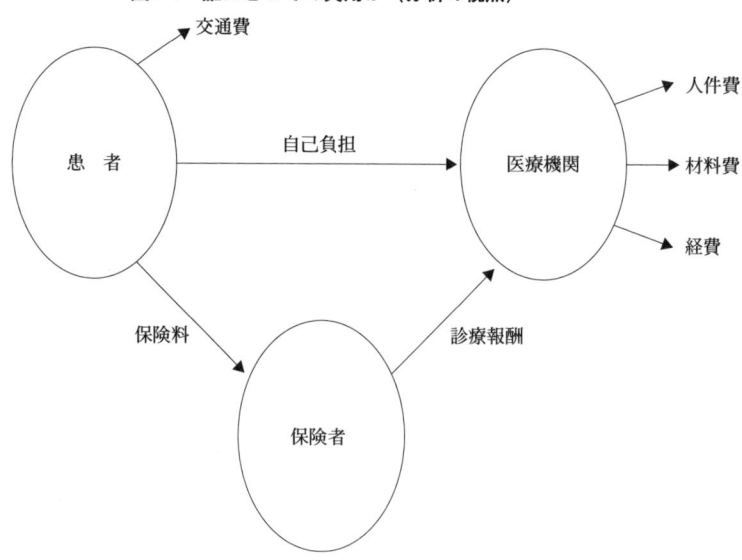

ダブルカウントである．診療報酬の点数と医療機関での原価を足しあわせるとダブルカウントになる．これは診療報酬によって医療機関での費用が賄われていると考えると，ここでは資金が移動しているだけなので，両方を足すと2重にカウントしていることになる．一般には診療報酬点数を用いて原価を算入しない場合が多い．これは診療報酬点数を用いた方が算出が容易であるためである．分析の視点により算入すべき費用は異なるが，どの視点が優れているということはない．分析に応じて視点を明確にし，算入すべき費用を適切に選択すればよい．

第三の注意点としては，費用の割引（discount）がある．これは複数年かかるような医療や影響の費用を算出する場合に，ある時点にそろえて費用の算出を行うという操作である．背景としては現在の金銭の価値と将来の金銭の価値が異なると一般に考えることがある．例えば，今日100万円もらうというのと，ちょうど1年後の今日100万円もらうという選択ができるとしたら，どちらが望ましいだろうか．これは人によって考え方が違って当然ではあるが，多くの人は1年後に100万円もらうよりも今日100万円もらうことの方を好む．これを時間選好（time preference）という．これは例えば1年後といった将来は現在よりも不確実であることや，また仮に今日100万円もらったとしてこれを運用すれば1年後には100万円以上になる（少なくとも減少することはない）ことなどが要因として考えられる．実際の計算は表1-5のように行われる．例えば年間100万円かかる治療法を3年間継続する必要があるとする．かかる費用は合計300万円となるが，経済評価においてはその

表1-5 費用の割引（discount）
将来発生する費用を現在の価値に換算する

例）	費用	割引率3％の場合
1年目	100万円	100万円
2年目	100万円	$\dfrac{100}{1.03}=97.1$万円
3年目	100万円	$\dfrac{100}{1.03^2}=94.3$万円
合計	300万円	291.4万円

ように計算をしない．割引率を3％とすると1年後の100万円は（1＋割引率）＝1.03で割り算をして97.1万円となる．また2年後の100万円は1.03^2で割り算をして94.3万円となる．従ってこの医療でかかる費用は，合計で291.4万円として計算する．費用の割引は経済評価においては必要な操作とされる．特に複数年かかる費用を考える際には重要である．例えば腎不全患者に対する血液透析は継続的に何年も必要となる．1回の費用はそれほど大きくなくても，継続して必要となることによって膨大な費用となる．同じ患者に腎臓移植を行うと移植手術に伴いかかる費用は莫大であるが，その後の費用は少なくて済む．このような治療方法の比較を行う場合には金銭の価値をある時点でそろえる割引という操作は重要である．割引率に関しては，いくつかの提案があるが，どれも明確な根拠に乏しく，慣例的に年3％ないし5％が用いられることが多い．しかし割引率の設定によって費用総額が異なって算出されることは当然であり，割引率を変化させた感度分析（sensitivity analysis）が必要である．

3　結果の測定

費用効果分析では，結果として関心のある疾患に応じた指標が用いられる．例えば降圧剤であれば血圧値，糖尿病薬であればHbA1cなどである．どのような指標を用いるかは経済評価の解釈にも大きく影響する．例えばB治療薬はA治療薬に比べて血圧値を10mmHg下げるために1000円余計にかかるとする．このような評価ができたとしても，この1000円が社会的に容認できる範囲かどうかを判断することは極めて困難である．しかもこれが各疾患に応じた指標それぞれについて検討しなければならないということになると，さらに意思決定への利用は遠くなる．そこで，このような薬においても本来目的とする指標を用いるべきである．臨床試験においてはtrue endpointといわれる．例えば降圧剤であっても血圧を下げる目的は心筋梗塞や脳卒中などの循環器系のイベントの防止であり，さらにそれによる延命効果やQOL低下の防止である．そこで生存年数の延長やQALYなどを用いた方が他の

比較等もできて判断しやすいことになる．

　QALY の算出においては，QOL 評価が欠かせない．QOL 評価尺度としては様々な種類のものがある（池上他，1993）．QOL 尺度はいくつかに分類することが可能だが，測定する状態のターゲットに応じて，一般的（あるいは汎用的）な（generic）尺度と疾患特異的な（disease-specific）尺度がある．疾患特異的尺度は個別の疾患の症状に応じた測定項目を含むもので，がんや喘息，リウマチ等の主に慢性疾患において作成されている．一般的な尺度はあらかじめ対象とする疾患や状態を特定せず，どの疾患にも用いることができるように作成されている尺度である．一般には身体状況や精神状態，社会的活動などのいくつかの次元を取り上げ，評価している．QOL は本来，様々な側面（次元）を持つものと考えられ，これを複数の次元のまま表したものが profile 型，何らかの方法で 1 次元に集約したものが index 型と呼ばれる．集約する場合には個人の選好（preference）に基づく方法が一般的であるため，preference-based と呼ぶこともある．QALY の算出において最も利用しやすいのはこの最後のタイプである．QALY の算出における QOL 評価値は 0 を死亡，1 を完全な健康として 1 つの値で表現されている必要があり，profile 型ではそのまま用いることはできない．

　経済評価において preference-based の QOL 評価として用いる代表的なものには rating scale（visual analogue scale），time trade off，standard gamble などがある．rating scale（以下 RS）は両端を定義した 1 本の直線上で現在の，あるいは仮想的な健康状態の位置を示してもらうというものである（図 1-5）．調査は簡単であるが，線の端の方につけにくい，再現性が低いなどの指摘がある．time trade off（以下 TTO）は生存期間の長さと QOL のトレードオフを行うというもので，ある健康状態に対して，生存期間が短くなる代わりに QOL を上げることができて完全な健康になれるとしたらどの程度の生存期間の短縮を容認できるかという質問である（図 1-6）．もとの状態での生存年数とそれと無差別な完全な健康での生存年数の比をもって，もとの状態の QOL 評価値とする．この方法は広く用いられている．standard gam-

第1章 臨床経済学の方法論

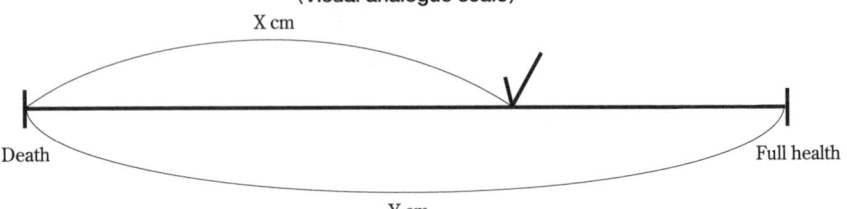

図1-5 Rating scale
(Visual analogue scale)

Quality weight＝X/Y

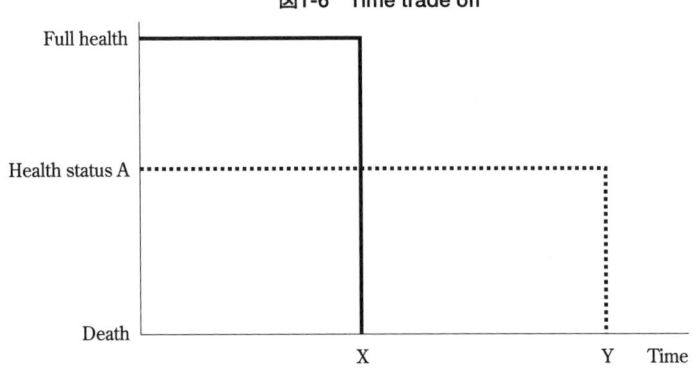

図1-6 Time trade off

Quality weight＝X/Y

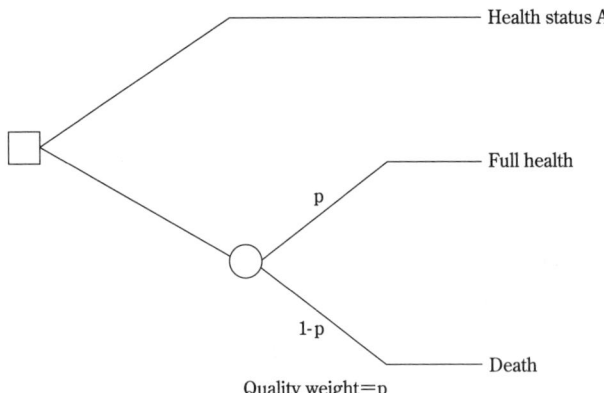

図1-7 Standard gamble

Quality weight＝p

ble（以下SG）はある健康状態を評価するために，仮想的な治療法を想定し，その治療法によりある確率（p）で完全な健康になれるとした質問をする方法である（図1-7）．ただし1-pの確率ですぐに亡くなるとする．そこである健康状態でいることと確率pで成功する治療法とが無差別になるpを尋ね，このpをQOL評価値とするものである．もしその健康状態があまり悪いものでなければ，恐らくpは1に近いものが無差別になる，すなわち成功確率が高くなければ治療を受けようと思わないであろうし，逆にその健康状態が極めて悪いものであれば，pは0に近づく，すなわちわずかな成功確率でも治療を受けようと思うであろうということである．RSと比べてTTOやSGは2つの状態から好む方を選択するという形式をとっており，個人にとっての効用の測定法としては優れていると考えられる．

しかしTTOやSGは質問に時間がかかり，ある健康状態についての評価値を得るのに多大な努力を要する．特にこれらの質問を実際の患者にしようと思えば，時間的あるいは精神的負担が大きくなる．そこで，近年取り組まれているアプローチとして，profile型のQOL評価尺度から得られた値をpreference-basedに変換するという方法である．当初からこの目的で作成されたものがEQ-5Dやhealth utilities index（HUI）である．EQ-5Dは5次元，HUIは8次元の評価尺度であるが，各次元に重み付けをしてpreference-basedのQOL評価値が得られるようになっている．さらにprofile型では最も一般的であるSF-36についてもこれを経済評価に活用するためにpreference-basedのQOL評価値に換算する方法が提案されている．

QALYの算出における課題としては，まず第一にこれが効用という用語を用いながら限定した特徴を持っている点である．経済学で広く用いられている効用という概念とは異なり，ここで用いられている効用は生存時間とQOLのみを考慮したものであり，しかも基数的な効用，すなわち演算ができるものでないと都合が悪い．第二にどの方法を用いるかで結果が異なることが知られている．一般にはTTOよりもSGの方がQOL評価値として高い値が得られることが知られており，その理由としては，SGでは1-pの確

率ですぐに死亡するという多くの人が避けたいと思う可能性が含まれており，これを回避したいと思えば，成功確率 p が高くなければ無差別にならず，結果として SG による測定値が高くでるなどが考えられる．第三に QOL 評価値とその状態での生存期間の長さは独立であるとの仮定がある．同じ健康状態について同じ QOL 評価値を用いるようなっており，その状態でいる期間が 1 年間であっても 10 年間であっても，あるいは一生涯であっても一定と仮定している．実際の調査では，設定する期間によって QOL 評価値が異なるという結果も多くあり，この仮定には課題があることが指摘されている．このような仮定を設けない HYE（healthy years equivalent）なども提案されているが，測定がさらに複雑になる．第四には測定値のバラツキが大きいことが挙げられる．1 つの状態をとっても個人の選好による評価のためバラツキが大きい．これは当然である．そのため経済評価の実施に際しては集団の平均値を用いるが，どのような対象集団から得られた値かで結果が異なる可能性がある．第五には誰が QOL を評価すべきか，すなわち誰に調査を行うべきかという課題がある．QOL は主観的なものであり，対象となる疾患や状態の本人がどう感じているかが最も重要である．そのような意味では臨床的な QOL 評価は原則として患者を対象として行われ，そのための評価ツールが開発されてきた．一方で，仮想的な健康状態についてその健康状態にはない一般的な人に評価してもらう方法もある．しかし，その健康状態にいる本人と，仮想的な健康状態として一般の人に尋ねた場合の QOL 評価値は異なることが知られており，いくつかの研究で患者に対する調査の方が高い値が出ると指摘されている．この要因として，本人の方が現在の状態を悪く評価したくないと考えたり，仮想された健康状態はどちらかというとより悪い方への印象を持つ傾向が強いなどが考えられるが，実際の利用に際してはどちらを用いるべきかが課題となる．これについては未だコンセンサスは得られていないものの，Washington Panel においては，仮想的な健康状態について十分に説明した一般市民に調査した値を用いるべきだとされている（Gold et al., 1996）．これは経済評価の結果を社会的な資源配分に用いるのであれば，

様々な疾患や医療で比較できた方が便利であり，そのような目的からすれば，それぞれ別個の患者に評価してもらうのではなく，同じ人に様々な状態についての評価をしてもらった方が比較が可能になるという考え方である．

費用便益分析における便益の測定は，いまだ課題が多い．提案されている方法としては，例えば医療を受けて健康状態が回復し活動できることによる生産性を評価する人的資本法（human capital approach）がある．これは交通事故による被害者への補償などでも用いられている考え方ではあるが，経済評価においては問題が多い．この方法では特に医療が必要とされる高齢者の便益が測定できない，あるいは極めて低く評価されることになる．別の方法として，より経済理論に合致しているものとしては，仮想評価法（contingent valuation method）がある．これは生存期間の延長や健康状態の改善などに対して，それを得るために最大いくら支払う意思があるか（willingness to pay. 以下WTP）を尋ねる方法で，効用レベルが上がることに対する価値を表している．WTPの測定方法もいくつか提案されており，利用できる可能性が高い．ただしこの方法ではWTPが支払い可能額（ability to pay）に依存することに注意が必要である．すなわち高所得者の方がWTPが高い，つまりある医療によって得られる便益が大きいと判断されてしまうと，所得の高い人に医療を行った方が効率的（すなわち純便益が大きい）という判断になりかねない．冒頭で述べたように，医療においては，効率性だけでなく公平な資源配分という考え方も重要であり，高所得者が優先されるような医療資源の配分は一般に望まれないであろう．

第4節　臨床経済学の利用と課題

1　諸外国における経済評価の利用の実態

いくつかの国においては公的な医療保障制度で支払う医療技術や医薬品を，

経済評価の結果に基づいて決めている．英国では国民保健制度（National Health Service：NHS）における臨床医療のレベル向上と資源の有効活用を促進するために，1999年にSpecial Health AuthorityとしてNICE（National Institute for Clinical Excellence）を設立している．NICEでは，医薬品，医療技術，手術法，ヘルスプロモーションの方法などについて経済評価を行い，NHSに対して給付範囲に加えるべきかどうかの勧告（recommendation）を行っている．2002年からは，勧告に基づいて各Health Authorityが推奨された医療技術や医薬品などを給付範囲に加えることが義務づけられている．NICEでの評価対象になるのはすべての技術や薬剤ではないが，特に費用がかかると見込まれるものについては効率性の評価がされ，その結果に基づいてNHSで給付するかどうかの判断がされる．NHSは税金によって賄われる制度であり，その効率的な使用のためにどの技術や薬剤を給付範囲にするかを決めているわけである．NICEではさらに，いくつかの疾患や症状について適切と考えられる治療方法を示す臨床ガイドライン（clinical guidelines）を作成しており，ここにも経済評価の結果が反映されている．

　オーストラリアでは，公的医療保障制度における医薬品給付システム（Pharmaceutical Benefits Scheme：PBS）において，給付する医薬品リストを作成している．これは，医薬品給付諮問委員会（Pharmaceutical Benefits Advisory Committee：PBAC）において，医薬品の経済評価に基づき給付を決定するもので，1993年からスタートし，経済評価のためのガイドラインも作成されている．給付されている医薬品は約2,000品目で，わが国の保険収載医薬品数が約12,000品目であることを考えると，給付される医薬品が制限されていることがわかる．

2　わが国における経済評価の利用可能性

　日本では医療経済評価が明確な形で政策決定には用いられていない．もし日本で経済評価の結果を活用するとすれば，いくつかのレベルが考えられるだろう．

例えば，国レベルでは，新たな医薬品や医療技術の承認に用いることも考えられる．しかし経済評価は対象とする技術が費用に見合ったものかどうかを検討するものであり，公的な医療保険で給付するかどうかを別にすれば，医療技術や医薬品は安全で有効性が高ければ承認されるべきであり，経済評価の必要性は少ない．わが国でもイギリスやオーストラリアでの取り組みのように，保険収載の判断に用いることも考えられる．日本の公的医療保険制度は主に社会保険料および税金で成り立っており，財源の使用は効率的であるべきである．そのため諸外国と同様，効率的な医療行為に費用を遣うという判断は適切であろう．もう一つ国のレベルで考えられるのは診療報酬点数や薬価基準の算定である．しかし経済評価では直接価格設定をすることはできない．新たな医療技術や医薬品の経済評価は費用効果比，あるいは増分費用効果比で判断する．評価対象の技術の価格も算入されるが，この場合の価格は低ければ低いほど効率的である．強いていえば，効率性の観点から許容できる最大限の価格を示すことは可能であるが，常に上限価格を技術や医薬品の価格とするというルールは合理性に欠ける．従って，診療報酬や薬価基準を直接定めるのではなく，公的医療保険で給付するかどうかの判断に用いる方が適切であろう．

また，医療機関のレベルで用いられることも考えられる．医療費の包括化やクリニカルパスなどを用いた医療の標準化がすすむと，医療機関でもなるべく効率的な医療を提供するインセンティブが働く．医薬品についても医療機関ごとに採用する薬の選択が必要となり，その際には経済評価の結果を用いる可能性がある．

3　臨床経済学の課題

臨床経済学の手法は世界的にも共通でほぼ確立している．手法の解説については，久繁 (1997)，武藤 (1998)，坂巻 (2003)，白神 (2003)，Drummond et al. (1997)，Gold et al. (1996)，Muening (2002)，Drummond et al. (2001) などに詳しい．また，理論的背景についても Boardman (2001) などに詳述され

ている.

しかし,実際に評価を実施するにあたっては,課題も多い.例えば日本で経済評価を実施しようとしたら,アウトカムおよびコストのデータをどこから入手するかということがある.疾患ごとにかかる費用や標準的な診療パターンは必ずしも明確ではなく,独自の調査や仮定が必要となる.またアウトカムについても疫学調査が十分にされているとは言い難く,今後の課題である.

参考文献

Boardman AE, Greenberg DH, Vining AR, Weimer DL（2001）*Cost-benefit Analysis-concepts and Practice*. 2nd ed. Prentice Hall.

Drummond MF, O'Brien B, Stoddart GL, Torrance GW（1997）*Methods for the Economic Evaluation of Health Care Programmes*. 2nd ed. Oxford University Press. 久繁哲徳,岡敏弘 監訳（2003）『保健医療の経済的評価』じほう

Drummond MF, McGuire, editors（2001）*Economic Evaluation in Health Care*. Oxford University Press.

Gold MR, Siegel JE, Russell LB, Winstein MC（1996）*Cost-effectiveness in Health and Medicine*. Oxford University Press. 池上直己,池田俊也,土屋有紀監訳（1999）『医療の経済評価』医学書院

Muening P（2002）*Designing and Conducting Cost-effectiveness Analyses in Medicine and Health Care*. John Wiley & Sons.

池上直己,福原俊一,下妻晃二郎,池田俊也編（2001）『臨床のためのQOL評価ハンドブック』医学書院

白神誠（2003）『使える薬剤経済学入門』エルゼビアジャパン

坂巻弘之（2003）『やさしく学ぶ薬剤経済学』じほう

久繁哲徳（1997）『最新医療経済学入門』医学通信社

武藤孝司（1998）『保健医療プログラムの経済的評価法』篠原出版

第2章　費用効果分析の技法と論争点

橋 本 英 樹

第1節　費用効果分析とは

1　費用効果分析の考え方

費用効果分析（cost-effectiveness analysis；CEA）は，医療政策や技術・健康プログラムの技術的効率性（technical efficiency）を検討するための手法である．もし既存の治療などに比べて，新しい技術による治療のほうが安上がりで，かつ効果も同等ないし優れたものが得られるのであれば，わざわざ費用効果分析を行うまでもない．しかし多くの新規技術は既存技術に比べて費用が高くつくことが多い．たとえ費用は高くても，より多くの効果が十分得られるのであれば，効果単位あたりの費用は安いかもしれない．同じ効果単位をより少ない費用で達成できることを「効率性に優れている」という．効率性は費用効果比（cost/effectiveness ratio）によって示される．費用効果比は，効果の増分単位あたりの増分費用をあらわしている[1]．具体例を見てみよう．

例1　冠動脈疾患患者に対する高脂血症治療薬の費用効果分析

（Johannesson et al., 1997）

コレステロール降下剤であるシンバスタチンを冠動脈疾患（狭心症や心筋梗塞）の患者に投与すると，動脈硬化を改善させ再発や死亡率を低下させることが臨床治験で明らかになっていた．一方，シンバスタチンは新薬であり比較的高価な薬剤であった．そこで35～70歳までの男女，血清コレステロー

ル値が213～309mg/dlの患者群を仮想的に用意しこの薬の費用対効果を検討した．5年間薬物治療を行った場合の期待余命を，先の治験から得られた生存率データをもとに計算，シンバスタチンの投与群とプラシーボ投与群との期待余命の差をもって効果増分とした．薬剤投与のために余分にかかる費用から，薬剤投与により回避される心筋梗塞などの治療費用を差し引いて増分費用を計算した．その結果，1995年時点でのUSドルに換算して1年生存年数を増やすのに3,800～27,400ドルかかることが明らかになった．年齢が高いほど，また血清コレステロール値が高いほど，1生存年数延長あたりの費用は安くて済んだ．つまり高齢者・コレステロール高値の患者に投与するほうが費用対効果にすぐれていた．

例2　冠動脈疾患のハイリスク群に対する高脂血症治療薬の費用効果
(Prosser et al., 2000)

冠動脈疾患のアウトカムには死亡以外にも，心機能障害によるQOL低下などが考えられる．生存・死亡以外の状態についても効果を検討するには，質調整生存年数（quality-adjusted life years；QALYs）を用いる方法がある．QALYsについては後節で詳述するが簡単にいうと，死亡を0，完全な健康状態を1と重み付けし，それに生存年数を乗じたのがQALYである．たとえば完全な健康状態で1年生存すれば1QALYと数えるが，障害などがある場合は重み付けが1以下（たとえば0.7）となり，1年生存していても$1\times0.7=0.7$QALYとして換算する．これを用いれば，シンバスタチンならびに類似治療薬の費用対効果を1QALYあたりの費用として求めることができる．Prosserらの検討によれば30年間という時間枠で見た場合，1QALY得るためにかかる費用は，1997年時点のUSドルに換算して45,000ドル以下であり，冠動脈疾患のリスクによってグループ分けしても，ほとんどの場合10,000ドル以下だったと報告している．

2　費用効果分析の定義

前節で費用効果分析の例を2つあげたが，アウトカムが異なることに注目

してほしい．実は「費用効果分析」の定義は，英国・カナダ系の研究者と米国の研究者で若干異なり，それは費用効果比の分母となる「効果」をどう表現するかによっている．英国・カナダ系研究者の間では，例1のように，特異的な臨床的アウトカム（避けられた再発症例とか，生存年数とか）でもって測定するものを狭義の費用効果分析と定義している（Drummond et al., 1997）. そして例2のように，QALYsを始めとする消費者選好（preference）が反映されているアウトカムを用いたものには，費用効用分析（cost-utility analysis; CUA）という別称を当てている[2]．これに対して，米国系研究者は両者をあわせて費用効果分析と呼んでいるばかりか，事実上QALYsを用いたものに限ってこの用語を用いている（Gold et al., 1996）.

このように分析名称に統一的な定義づけがされていない理由は，費用効果分析の生い立ちにある．費用効果分析は複数の研究者によって70年代後半から実験的に開始されたが，その理論的裏づけを固める研究は90年代になって本格化したばかりなのである．この点で，厚生経済理論から直接派生して育ってきた費用便益分析（cost-benefit analysis）とは趣を異にする．費用効果分析は，まず手法論的に一定成熟したが，理論としてはまだ発展段階にあるという，不思議な育ち方をした学問領域である．翻せば，裏づけとなる理論の成熟に伴い，手法論の新たな展開余地を秘めているとも見ることができる．

以上の事情があるので，本章では無理に定義せず，例1や例2のどちらのタイプも包括して「費用効果分析」と呼ぶこととする．また費用効果分析の手法論については，内外の良い成書が存在するので（Drummond et al., 1997），本章ではこれを詳細には取り扱わない．理論上ならびに手法論上の論争点を整理することに専念する．次節（2節）では費用と臨床的アウトカムの測定について簡単に触れる．一方経済学研究として固有の問題は，QALYsなどの選好に関連した指標をめぐるものであり，効用理論と測定手法（3節），QALYsの概念と技術的論点（4節），個人の選好と社会の選好（5節），効率性と公平性をめぐる政治倫理的議論（6節）に触れることとする．

第2節　費用と臨床的アウトカムの測定

費用効果分析を実施する上で必要なのは，費用の測定と効果の測定である．費用の測定で問題となるのが，

1） どこまで（種類ならびに時間）の費用を含めるかという研究の枠組みや視点の問題
2） 市場取引のないものをどのように費用換算するかという技術的問題
3） 費用と効果のどちらに含めるかという二重計算（double counting）の問題

などに大きくまとめることができる．いずれもすでに成書で取り扱われた以上の議論はほとんどなく，取り扱いについては研究者内部でほぼ合意が取り付けられていると考えられる．

　費用の種類は，研究が臨床的枠組みの中で行われるのか，社会的な視点で行われるのかなどによって異なってくる．通院や治療のために費やされた患者の時間は，もし研究が臨床的な枠組みで行われるのであれば必ずしも含める必要はないが，社会的な枠組みで行われるものであればこれを費用化して計上すべきものになる．また時間の枠組みも問題になる．慢性虚血性心疾患の治療法として経皮的血管形成術と冠動脈バイパス手術を比較する場合，急性期治療のための初期入院に限れば明らかに手術のほうが高くつくが，これを1年ないし2年の期間に広げれば，再狭窄による再治療のため経皮的血管形成術のほうの費用が相対的に割高になるかもしれない．

　治療に必要な機材などについては原価でなくても，市場取引の額をもって費用にあてることができる．一方，先にあげた通院や治療に費やされた患者の時間を費用化する場合，直接市場取引される商品ではないが，それに類似したもの（平均賃金など）で費用を概算することが多い．逆に，市場取引があって価格が定められているものであっても，市場機能の不全により価格がゆがめられているような場合はなんらかの補正が必要になる場合もある．

通院や治療に費やされた患者の時間は，それを費用化して費用対効果比の分子に入れることもできるが，時間が費やされたことによる社会機能やQOLの低下として，分母の効果で表現することも理論的には可能である．多くの場合は費用化して分子で取り扱うことが推奨されている．

なお費用の種類について，Drummondらの教科書とGoldらの教科書とで，「直接費用 direct cost」という用語が異なる意味で用いられているので注意が必要である．前者はいわゆる原価計算を行う場合の概念で，資源を利用した部署にその費用を直接割りふれるものを指して直接費用と呼んでいる．一方後者は，費用配分の問題ではなく，「特定の効果をあげる介入に直接関連する諸費用」という意味で用いられている．当然その対語となる「間接費用」も意味が異なり，前者では費用を直接配分できないもの（overhead cost, 光熱費や事務経費など按分を必要とするもの）という意味で用いられている．一方後者では，介入結果によって2次的に発生する費用を指す．たとえば介入によって回復された健康状態により発生する生産や死亡によって失われる生産などである．混乱を避けるため，後者の場合は「間接費用」ではなく「生産性費用 productivity cost」という用語が好んで用いられている．生産性費用は，疾病による費用損失の計算（cost of illness研究）を行うためには重要である．一方，費用効果分析では回復された健康状態や死亡による健康の喪失は，効果としてすでに分母に計上されているので，さらに生産性費用を分子にいれると二重計算になってしまうので注意が必要である．本章ではDrummondらの定義に従って用語を用いることとする．

臨床的アウトカムを用いる場合，死亡や再発などの臨床的イベントの発生確率をどのように入手するか，が問題となる．これは近年，臨床疫学や科学的根拠に基づいた医療（evidence based medicine；EBM）などのアウトカム研究で取り扱われている問題である．多くは既存の臨床研究データに頼ることになるが，必要なデータが存在しない場合も多く，専門家パネルの意見に頼らざるを得ないこともある．米国公衆衛生総局の予防医学タスクフォースが作成した「根拠の強さ」という概念がある．様々な臨床試験のデザインに

について，提供する根拠がどの程度妥当性が高いものかをランキングしたものである（U. S. Preventive Services Task Force, 1996）. 最も強いのが，質の高い臨床比較試験を集めたメタ分析の結果であり，次いで臨床比較試験，前向きコホート研究，症例対照研究，横断研究，そして症例報告や専門家パネルの意見などとなっている. これは疫学の観点から，バイアスによる影響を受けにくい研究デザインの順番をあげたものである. ただしあくまで一般論であり，質の低い無作為化臨床比較試験と質の高い症例対照研究であれば，後者のほうが疫学的には妥当な場合も多い. デザインの見た目だけで機械的に根拠の質を判断することは危険であり，疫学理論を踏まえた批判的吟味の上で，採用すべき数字を選ぶことが望ましい.

アウトカム研究では，効果（effectiveness）という用語を，効能（efficacy）という言葉と分けて注意深く用いている. 効能とは「ある（医療）技術が理想的な状態の下でもたらす結果」（Palmer, 1991）であり，これに対して狭義の「効果 effectiveness」は，「ある（医療）技術が通常状態でもたらす結果」を指す. 無作為化臨床比較試験によって得られる結果は，限られた性質の患者層に対して限られた能力を持った医療施設が当該技術を用いた結果であるので，効能に当たる. 同じ技術をより広い患者層を対象に，一般の医療機関が提供した場合の結果（狭義の効果）とは異なる. 費用効果分析で用いている「効果」は効能とこの狭義の効果を合わせて指している. 多くの場合，臨床比較試験の結果すら手に入らないことが多い. ましてや系統的な市場後調査が行われていない現在，一般医療機関における効果データの入手はきわめて困難である. 臨床比較試験のデータを用いた費用「効果」分析の結果は，必ずしも一般的な医療機関における「効果」を反映したものではないことをわきまえておく必要がある.

第3節 効用理論と測定手法

1 3つの効用理論

効用（utility）は経済理論の基本的概念である．功利主義的倫理（utilitarianism）から直接古典経済学に導入された効用は，「消費行動により理性的欲求が満たされることによる心理的満足」と考えられ，他の心理的量と同様に，心理学的尺度法を用いて連続量で測定できる基数的効用（cardinal utility）だった．一方，新古典派経済学と功利主義的厚生経済学では，無差別曲線を導入することで基数的効用に頼ることなく，消費行動を「選好（preference）順位」によってのみ説明した．人々の選好順位として明らかにされる序数的効用（ordinary utility）は，もはや連続量として測定できる心理的概念ではなく，経済学上の分析概念となっている．

これらの効用はいずれも，十分な情報のもとでの消費行動を記述（descriptive）するための概念であったが，医療サービスのように不確実性のもとでの消費行動を記述するには，「理性的な消費者であれば，このように決断するべきである」という規範的な（normative）概念が導入される必要があった．それが期待効用理論（expected utility theory）に基づく効用，ないしは開発者の名前を取って von Neumann-Morgenstern 型の効用（以下 vNM 型効用）と呼ばれるものである．

費用効果分析では，vNM 型効用ないし基数的効用を用いている．両者を一緒にして効用と呼ぶことが多いが，トーランス（Torrance）(Drummond et al., 1997, 146) のように vNM 型効用のみを「効用」とよび，基数的効用を「価値（value）」と呼んで区別するものもいる．一方，序数的効用は費用便益分析で用いられている．便益の測定概念である支払意思（willingness to pay；WTP）は，収入による限界効用について強い条件の下で，各人の無差別曲線に基づいた序数的効用を金銭単位で得たものとされている（Arrow,

1963, 39).

　規範的な vNM 型の効用は，期待効用理論に示される原則に沿った「合理的判断」をした場合に人々が示すべき量である．ことに重要なのが

1) 移動性（transivity）；x よりも y，y よりも z を好むのであれば，x よりも z を好む．x と y，y と z が差別できなければ x と z も差別できない．

2) 連続性（continuity）；最善 x と最悪 y のアウトカムがあって，一定の確率 p で二つのアウトカムの間で賭けをしなくてはならない．一方，x と y の中間のアウトカム z があってこちらは賭けをすることなく確実な場合，p の確率が十分よければ賭けのほうを選ぶ．

3) 独立性（independence もしくは invariance）；選択肢が確率論的に等しい結果のものであれば，示され方のいかんに迷わされることなく判断できる．たとえば 2 段階の賭けで，それぞれ50％の確率で 2 つとも勝てば100円もらえるという選択肢と，一段階の賭けで25％（0.5×0.5）の確率で100円もらえるという選択肢があるとすれば，両者に対して無差別的に取り扱う．

の 3 つの原則である．しかし実際に人間が行う決断では，これらの原則はしばしば違反されることが指摘されている（Plous, 1993, 84-93）．規範的な決定理論に代わって，より実際に行われる決断に沿うような記述的理論も提唱されている．なかでも影響力が大きいのが，トゥヴァスキー（Tversky）とカーネマン（Kahneman）により提唱された prospect theory である（Tversky & Kahneman, 1981）．この理論によれば，同じリスクでも損失として提示されたものと利得として提示されたものではリスク態度が異なることが予見されている．マーケティングや証券取引などの実務的領域では応用が進んでいるが，費用効果分析の範疇では，議論にはあがっているものの（Mooney, 1989），prospect theory を応用した研究は見られていない．

2　効用の測定方法

　基数的効用は心理学的連続量であり，他の心理的量と同様に，心理学的尺度法に従いこれを測定することができる．一番簡単な方法は，ビジュアル・アナログ・スケール（visual analogue scale；VAS）を用いたもので，10センチ程度の線分の一端を0点，もう一端を最高点として，効用値を示させるものである．これと似たもので，線分上に目盛が振ってある評点尺度（rating scale）もある．

　一方，vNM型効用は，理論的には標準的賭け（standard gamble；SG）法が唯一の測定法である．SG法では，最善（完全な健康状態，効用値＝1.0）と最悪（死亡，効用値＝0）の2つのアウトカムの間で確率Pの賭け（gamble）をさせる一方，測定対象となるアウトカム（障害のある状態など）が確実とした場合に，賭けを取るか，確実なほうを取るかを選択させ，無差別となったところの1－Pを以って測定対象アウトカムの効用値とする．SG法は期待効用理論の原則に忠実に従ったもので，確率や期待値といった概念が操作上必要となり，一般対象にとって認知的に難易度の高い作業を要求することになる．

　時間交換法（time trade off；TTO）法は確率の概念なしに測定できる方法で，当初SG法の簡略版として開発された．測定対象となる状態で確実にy年生きることと，完全な健康状態でn年生きることの間で取引をさせ，無差別となったところのn/yを以って測定対象の効用値とする．しかし，その後の理論的検討の結果，TTO法で測定した効用は，vNM型効用と異なりリスク態度を反映していないことが指摘されている（Drummond et al., 1997, 146）．一方，TTO法ではすでに被測定者の時間選好が含まれているので，後述する割り引きの際に取り扱い上注意が必要となる．

　SG法もTTO法も個人の選好を反映したものだが，これに対して人交換（person trade off；PTO）法は，他人に対する影響を考慮する形で，被測定者に個人としての視点ではなくて社会としての視点を要求した上で測定してい

コラム　SG 法の測定

脳卒中による片麻痺の状態の効用値を SG 法で測定するとしよう。片麻痺の状態を記述したシナリオを用意し，これを被測定者に読んでもらう。片麻痺の状態にある人が，ある治療によって完全な健康を取り戻せると仮定する。ただし，この治療は副作用のため確率 P で即座に死に至ることになる。P＝0.7としてあなたは治療を受けますか，それとも片麻痺の状態を選びますか？　とたずねる。おそらく片麻痺の状態を選ぶ人が多いだろう。そこで P の値を変えて同じ質問を尋ねることを繰り返す。この際に図に示すような補助器具を用いて視覚的に判断を助けることが多い（図2‐1）。P＝0.3では片麻痺を選んでいた被測定者が，P＝0.2となったところで賭け（治療）を選んだとしよう。すなわち P＝0.2〜0.3の間のどこかの点で，被測定者は賭けと片麻痺のふたつの選択肢について無差別である。つまりこの被測定者にとって，シナリオに書かれた片麻痺状態の効用値は0.7〜0.8の間にあるということになる。

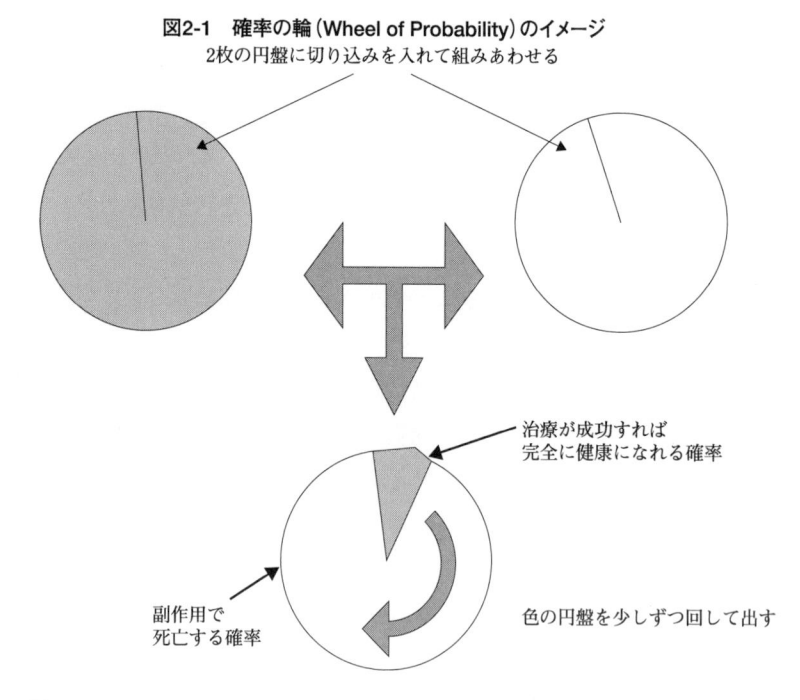

図2-1　確率の輪（Wheel of Probability）のイメージ
2枚の円盤に切り込みを入れて組みあわせる

治療が成功すれば完全に健康になれる確率

副作用で死亡する確率

色の円盤を少しずつ回して出す

る．ある状態で生きるものを y 人救うため，その命と引き換えに健康な状態のもの n 人を取引させ，無差別となった時点の n/y を以って測定対象状態の効用値とする．PTO 法では分配に対する社会の価値観を反映させた効用を測定できているという主張もあるが（Nord, 1995），これに否定的な見解もある．

　以上の測定方法は，インタビューないし面接で測定対象者一人一人に認知的作業を行ってもらう必要があるため，測定に時間・労力がかかるという難点があった．そこでこれを解消するために，あらかじめ用意された質問票を用いて健康状態をいくつかの属性について記述してもらい，その結果を効用値に換算する方法が開発されている．現在主に用いられているものには Quality of Well-Being（Kaplan & Anderson, 1988），EuroQol（EuroQol Group, 1990 ; Ikeda et al., 1999 ; Tsuchiya et al., 2003），Health Utilities Index（Feeny et al., 2002），そして SF6D（Brazier et al., 2002）などがある．それぞれの詳細は関連文献に譲るが，いずれも身体的活動，社会的活動，精神的状態や症状・痛みなどの複数の属性について健康状態を記述分類した後，あらかじめ代表的標本で計測された効用値の結果をもとに換算する手順が定められている．

　EuroQol の EQ5D は 5 つの属性（移動の程度，身の回りの管理，痛み・不快感，不安・ふさぎこみ）についてそれぞれ 3 段階で回答させ，理論上243通りの組み合わせで健康状態を記述する．英国では一般成人の代表的標本約3,000人を対象に，EQ5D で記述される245通り（$3 \times 3 \times 3 \times 3 \times 3$ に死亡と意識不明の 2 つを加えた）の健康状態のうち，42通りの状態について TTO 法で測定した効用値を測定し，残る状態の効用値を推計して転換表を作成している（Dolan, 1997b）．EuroQol については日本語版の転換表も作成されている（Tsuchiya et al., 2002）．Health Utilities Index は現在第 3 版（Mark III）が用いられている．視力・聴力・会話・歩行など 8 つの属性について 6 段階で健康状態を記述している．理論上ありうる健康状態のうち73通りの状態について，カナダのオンタリオ州ハミルトン市の代表的標本を用いて VAS と SG 法で効用を直接測定し，それぞれについて多属性効用関数を求めている．

SF6Dは，もともとは一般的機能尺度である Medical Outcomes Study Short Form 36 (MOS SF36) (Fukuhara et al., 1998a ; Fukuhara et al., 1998b ; Ware & Sherbourne, 1992 ; Ware et al., 1993) という36問からなる機能尺度を元に，これを6つの属性にまとめなおした分類システムである．英国成人の代表的標本611人に対して，理論的に記述可能な18,000通りの健康状態のうち，249通りについてSG法で効用を測定し転換式を求めている (Brazier et al., 2002)．公式に発表されている範囲内では，日本語で入手可能なのは現在のところEuroQolだけである．HUIは翻訳作業は完了しているが，転換表の作成が未完成である．SF36は日本語版として妥当性が検証されたものが入手可能だが，SF6Dとしての検証は不十分である．

3 異なる測定方法間の関連

VASや評価尺度により測定された「効用」とSG法やTTO法で測定された「効用」は，同じ対象に対して同時測定した場合でも，決して一致しない．上述したように理論的背景も異なり，また被測定者に要求される認知的負荷の性質も異なるからとされている．心理学的尺度法で測定された基数的効用は間隔尺度 (interval scale) として測定されているが，低い効用値や高い効用値の範囲では目が粗く，中央付近で目が細かくなるような測定上のバイアス (Bleichrodt & Johannesson, 1997a ; Dolan & Sutton, 1997) を生じやすい．心理学的尺度法で測定された結果を指数関数変換してやると，SG法やTTO法で測定した結果に近づけることができるという報告もある (Nord, 1991)．ブレイクロットら (Bleichrodt & Johannesson, 1997a) は，VASによる測定は選択肢の数などに左右されてしまい，そもそも選好測定のための基本的要素を欠いていると批判している．また指数関数などによる補正も不安定であるとして，VASを選好測定に使うことそのものに否定的である．ロビンソンら (Robinson et al., 1997) は，TTO法では時間選好が計測結果に反映されているのに対して，VAS法ではそれが欠如していることが両者の測定結果の違いを生む原因になっているという．特に「死んだ方がまし」な

状態を測定するのに，VAS法ではその状態が時間経過を伴ったものとして認識されにくいため，TTO法よりも高い値になってしまうという．

一方，SG法，TTO法，PTO法で測定した結果も一致しない．ブレイクロットら (Bleichrodt & Johannesson, 1997b) は，被験者に選好順位を直接明らかにしてもらった結果と SG法，TTO法，評点尺度法とで測定した結果とを比較した結果，割り引きをしていない TTO法の結果が最も選好順位に一致したと報告している．同じくブレイクロットら (Bleichrodt et al., 1999) は，それぞれの測定結果を指数関数などで変換して翻訳するのにも限界があり，確率重み付けを入れるなどの工夫がいるという．

健康状態の分類から効用の換算を求める方法についても，近年比較報告が相次いでいる．PTO法で直接測定した結果よりも EQ5D や HUI で測定した結果は低い値が出るという報告もある (Nord et al., 1993)．SG法の結果とHUIの結果を比較したフィーニーら (Feeny et al., 2003; Feeny et al., 2004) は，個人効用の測定を近似するのには HUI は向いていないが，グループの効用値を平均した値の近似にはなっていると報告している．EQ5D, HUI, SF6D を同一対象で測定した結果も一致しないことが指摘されている (Conner-Spady & Suarez-Almazor, 2003; Kopec & Willison, 2003; O'Brien et al., 2003)．その原因として，それぞれの分類システムで測定属性の構成が異なること，各転換表を作成する際に用いられた効用測定法が異なること，多属性効用関数の設定の違い（相加モデルや相乗モデルなど）などが要因として考えられる．測定方法間の整合性をどう図るかについては，今後議論の展開を見守る必要がある．

4　測定の枠組みや測定対象の問題

効用測定をめぐる問題は，これまで触れてきた背景理論の問題や測定手法の問題にとどまらない．実際に効用をSG法で測定する場合，死亡状態と完全な健康状態で賭けをさせるときに「70％の確率で完全な健康状態で過ごせる」と尋ねるのと，「30％の確率で死亡する」と尋ねるのでは，確率論的に

は同じことを言っているのだが、問題提示の枠組み影響（framing effect）のため結果が異なってくる（Blumenschein & Johannesson, 1998）. ドーランらも（Dolan & Sutton, 1997），測定手法よりも枠組みの提示によるばらつきの影響のほうが大きいと報告している．インタビューで測定するか自記入式の質問票で測定するかにもよる（Dolan & Kind, 1996）．また測定する項目が身体的活動なのか，情緒・心理など内面のものかによっても，実施方法による影響は異なる（Grootendorst et al., 1997）．したがって，ただTTO法で測定しました，SG法でやりましたでは情報が不十分であり，具体的な測定法の詳細について報告が求められる．

効用の測定をめぐる，より大きな議論は「誰の効用を測定するべきか」という問題である．しばしば患者か，一般集団のものか，が議論されるが，ことはそれほど単純ではない（Dolan, 1999）．この問題は後述するように倫理的問題としての性格も併せ持つが，測定の技術論としても検討しておく必要がある．性や年齢，階層や文化など様々な社会的属性の違いも効用の測定結果に影響することが知られている．

リチャードソンら（Richardson & Nord, 1997）は，選択肢となっている健康状態や評価対象となっている技術について利害関係を持つ，当事者性の有無が測定結果に影響することを報告している．個人の利害を踏まえた「個人的視点」と利害を超えた「社会的視点」による測定のどちらを採用するかは，測定結果に大きな影響を与えると主張している．測定時点の健康状態は選好表示に影響する（Dolan, 1996a）．TTO法で測定した場合，年齢や性も影響し高齢者は高い値をつけやすい（Dolan et al., 1996）．TTO法は測定結果にすでに時間選好を含んでいるため，高齢者の場合は自分に残された時間をどう考慮したかが影響する（Robinson et al., 1997）．そのため「死んだ方がまし」という状態について，若年者よりも残された時間が短い高齢者では高い効用値をつけられやすく，これがEQ5Dの転換表を作成する際に高齢者の効用値を不当に引き下げる結果につながったという報告もある（Dolan, 2000a）．VASで測定した結果では教育歴や社会階層も測定結果に影響する

ので，階層別の転換表を考慮すべきだという見解もある（Gudex et al., 1996）．シュワルジンガーら（Schwarzinger et al., 2003）は European Disability Weights Project のデータを検討した結果，国による違いに言及している．VAS や TTO 法など個人効用の測定方法では欧州諸国の価値付けはほぼ一致をみたが，PTO 法により社会的視点から測定した結果では国家間での一致率が悪いことを示している．PTO 法は，TTO 法のように時間選好の影響は受けないが，取引される「人口」の特性設定によって回答者の年齢・性別・社会的地位などによる選好の影響を受ける可能性が残されている．また後述する「公平性」の社会的規範の違いによる影響も受けやすいと思われる．

第4節 QALYs の概念と技術的論点

1 QALYs とは

　質調整年数（quality adjusted life years；QALYs）とは，完全な健康状態で過ごす1年間を1としてこれを基本量とし，特定の健康状態について測定された効用値を掛け合わせることで，生存状態の質（効用値による重み付けで表現される）と量（年数）を同時に表現した概念である．米国を中心とする費用効果分析では，効果は QALYs として表現され，1 QALY を得るために増分費用がいくらかかるかでもって費用対効果比を表現する．QALYs を共通単位として用いることによって，臨床的には異なるアウトカムであっても比較が可能となる．たとえば，脳梗塞を予防するのにアスピリンを予防的に投与することによって，1 QALY あたり X ドルの費用がかかるのに対して，心筋梗塞を予防するのにコレステロール降下剤を投与する場合は 1 QALY あたり Y ドルの費用がかかる，といった具合に．こうして保健医療プログラムの費用対効果比を一覧表（league table）にまとめることができれば，資源配分の優先順位を決定する上で一助となることが期待される[3]．

もちろんことはそれほど単純ではない．前節で紹介したように，効用の測定そのものを巡る問題に加えて，QALYの取り扱いについても技術的・倫理的議論が存在する．その中でも最大の問題点は「結局QALYsは何なのか」という根本問題であるが，この問題は第6節に譲り，ここでは技術論に絞った解説を行う．

2　QALYsとHYE

これまで効用測定を行う場合には，ある時点での特定の健康状態（state）を想定していた．しかし，QALYの測定では一時点の状態だけでなく，異なる健康状態が時間経過（path）によって出現することを想定し，経過としての効用値を得る必要が出てくる．経過を，複数の独立した状態の単純な積み重ねであると考えれば，それぞれの状態について測定した結果を単純加算すればよい．一方，異なる状態が相互に関連していて，どのような状態から次の状態に移行したのかによって効用が異なるのであれば，経過として効用を測定する必要がある．クッパーマンら（Kuppermann et al., 1997）は，個人については個々の状態から経過についての選好は求められないので，経過として直接測定するべきだが，集団の効用の平均値を取るのであれば，個々の状態に関する選好を元に，回帰分析などによる重みづけを加えて経過の選好を推計することは可能としている．

経過による選好を反映させる方法には，QALYsの代替概念として提唱された健康等価年（healthy years equivalents; HYE）がある（Mehrez & Gafni, 1989）．HYEでは，まず第1段階として経過そのものについての効用をSG法で測定した後，次にその経過について年数を取引させてHYEを求める．発表以来HYEをめぐっては開発者とヨハネッソン（Johanesson）らのグループの間で議論が続いている．状態ではなく経過そのものの選好を測定すること自体は，個人の真の選好を反映するために必要であると一致を見ている．しかしQALYs支持者は，わざわざ複雑な測定を行うHYEを使わなくても，QALYsそのもので経過の効用を測定することができるとしている．さらに，

さまざまな状態を含む経過についていちいち選好を測定していては，組み合わせが膨大すぎて実際測定できないという批判もある．こうした技術論上の議論だけでなく，HYEは不確実性のもとでのリスク態度を反映できておらず，実はTTO法による1段階測定と理論的には等価であるという批判もある（Johannesson, 1994; Johannesson et al., 1993）．QALYsについても効用値をTTO法などで測定していればリスク態度が反映できていないので，これを補正した手法やHYEの拡張版がヨハネッソンら（Johannesson, 1995）などにより提唱されているが，より複雑な測定手法を必要として実用はされていない．

ドーラン（Dolan, 2000b）は，一連の経過に含まれる各々の異なる状態について，その効用値を独立と考えたほうがいい場合と相互依存すると考えたほうがいい場合があり，それによって測定をわけるべきだと提唱している．

3 時間選好と二重計算の問題

費用対効果比の分子である費用について割引（discount）を行うことは，ほぼ関連研究者の間で合意事項となっている（割引率については議論がある）．一方分母である効果の割引についてはさまざまな議論がある．まず分母の効果（ないし効用）について割引を行うべきかいなか．行うとした場合，割引率をいくらにするべきか，そして最後に割引率を一定にすべきか，時間経過などによって変化させるべきか，などがこれまで議論されている．

TTO法で測定した効用を割引すると，TTO法そのものが時間選好を反映しているために，一貫性を失い二重計算になる恐れがある．ヨハネッソンら（Johannesson et al., 1994）は，これを回避するために完全な健康状態ですごした年数について割引したものを，測定対象となる健康状態ですごした年数について割引したもので割って補正することを提案している．ただしこれは個人レベルについて有効な補正であり，人によって異なる時間選好を有していることから（Dolanら（Dolan & Gudex, 1995）によれば割引率が負の値を取るものもある），社会効用についてはこれを当てはめることができない．そ

こで一般には費用と同じように社会的割引率を一律に適用することが推奨されている（Drummond et al., 1997, 184）．

ドーラン（Dolan, 1996b）は EuroQol の妥当性調査で用いた英国一般対象人口について，ある状態が1カ月・1年・10年続くとした場合の効用を VAS と TTO 法で測定した．その結果，悪い健康状態は，持続時間が長ければ長いほどより耐えられないものとして価値付けされていることが明らかとなった．それをもとに，割引率を時間経過にかかわらず一定とすることが妥当かどうか疑問を投げかけている．ヨハネッソンら（Johannesson & Johansson, 1996）もスウェーデンの一般対象850人について異なる時間枠で時間選好を求めたところ，提示する時間枠が長くなればなるほど割引率は小さくなるという結果を得ている．ブレイクロットら（Bleichrodt & Johannesson, 2001）も時間選好は時間に対して線形ではなく，むしろ非線形をとるが，しかし不安定であるという結果を報告している．

費用と効用の両方で二重計算することを避けるためには，効用を測定する際に，かかる医療費や収入喪失分は払い戻しされるといって断った上で回答してもらうことが必要だという指摘もある（Johannesson, 1997）．その点を明確にしないで測定した場合，分母となる効用測定の際に，医療費や収入の喪失によって効用が失われる分がカウントされてしまい，分子で医療費や収入変化をカウントしている結果，二重計算になってしまうからである．

第5節　個人の選好と社会の選好

1　功利主義的範疇における問題

費用効果分析は様々な視点で行うことが可能である．最も単刀直入な場合は，個人が自分の選好に従って意思決定を行う場合である．不確実性を伴う問題を扱うのであればSG法でその個人の効用を測定し，該当費用の情報と

合わせて費用効果比を算出すればよい．一方，費用効果分析を政策決定などの場面で行う場合は，政策対象集団や一般対象について複数の個人の効用を測定し，これを合算することで社会的効用関数（social utility function）を求めることが行われている．この理論的妥当性をめぐっては議論がある．

基数的効用は心理学的連続量であり，個人の効用は個人間で比較可能であり，だれの効用も同じ重みで遇され，かつこれを合算することで社会的効用関数が得られるとされている．いわゆる「最大多数の最大幸福」という言葉に表れるように，社会的効用を最大化することが善であるという功利主義的倫理の中核をなす概念である．ではSG法により測定されたvNM型効用はどうか？　期待効用理論では個人効用を合算することは本来許されていないため，これを合算するには追加の仮定が必要になる．TTO法で測定された「効用」はvNM型とは異なりリスク態度が反映されていないことから，分類的には基数的効用に近い扱いがされる．PTO法などで測定された「効用」については，もともと「個人効用」を測定する方法ではなく，「個人が社会的視点に立って表明した社会的選好」を反映するものとされているが（Nord, 1995），移動性（transivity）が満たされないという指摘が近年なされており（Dolan & Tsuchiya, 2003 ; Schwarzinger et al., 2004），個人間での比較・合算ができるものかどうかについて，再検討が求められている．

健康状態分類システムから効用を算出する各種システム（EQ5D, HUI, SF6Dなど）では，すでに社会的効用の存在を前提にして換算表が計算されている．EQ5DはTTO法で，HUIとSF6DはSG法を用いて一般対象での測定結果の平均値として社会的効用を算出している．フィーニーら（Feeny et al., 2003）は，HUIを用いて算出された効用値とSG法による実測値とを比較して，グループとして平均化すればよい近似となっていると報告している．一方ドーラン（Dolan, 1997a）は，EQ5Dの換算表を計算した同じデータセットを用いて，平均値のかわりに中央値を用いた換算表について報告している．効用値の分布は決して正規分布をとっていないため，中央値を用いた場合には平均値を用いた場合に比べて，軽症状態の効用はより高く，

重症状態の効用はより低い値が算出された．このように個人効用から社会的効用関数を求めることができるという立場をとっていても，平均値を以って社会的効用の推計とすることの妥当性については議論が残っている．

2 脱・功利主義的（extra-welfarism）議論

個人効用を合算・平均して社会的効用関数を得ようとすることについては，方法論的な問題だけでなく，そもそも個人効用から社会選好を算出することの理論的妥当性をめぐり，厚生経済学の領域からも強い批判が上がってきた（Dolan, 1998；Johannesson, 1999 [4])．そこでQALYsを「効用」ではなく，「健康量」をあらわす指標であると捉え直し，「効用の最大化」ではなく「健康量の最大化」を目的として捉え直そうとする動きが現れた（Culyer, 1991）．その理論的根拠としてしばしば引用される概念が，センの「潜在能力（capability）」（Sen, 1982）と，ロールズの「無知のベール」（Rawles, 1971）である．

センは，社会厚生を個人効用の関数と捉えず，個人のもつある種の特性によって社会厚生は構成されていると考える．功利主義的な厚生関数を用いないのが，脱・功利主義（extra-welfarism）的と呼ばれる所以である．効用で表現されていないものとして，個人が自らの可能性を広げられる機会・能力・資源をどれだけ享受できているか，に着目している．そこでこれに依拠して，そうした「潜在能力」を表現する方便としてQALYs＝健康量を捉え，これを最大化することを是とすることで，QALYsの集計を行う費用効果分析の理論的根拠が求められたのである．

ロールズは，功利主義的自由主義に対する批判から，カント的な契約主義的自由主義倫理を唱えている．そこで，生まれる以前の状態のように自分の将来の状態についてまったく無知な状態に置かれた場合に，理性的な市民はどのような倫理的判断を行うかという問い（無知のベール）を発し，そこから彼の倫理公理を導き出している．QALYsの正当性を論じるものたちは，無知のベールにおかれた理性的市民は，社会全体としての厚生を最大化する

ことを目標にするはずだと主張し，その指標としての QALYs の妥当性を論じている（Gold et al., 1996）.

QALYs を効用ではなく健康量と捉え直したことによって，個人効用から社会的効用関数を得るという作業に面倒な理論的裏づけをつけなくてすむようになった反面，新たな議論を巻き起こすことになった．まず，QALYs で測定表現された健康量がセンの潜在能力概念に一致するかどうか，という問題が挙げられる．センの概念は社会的機会の公平性（equity）の問題を重視する概念であるのに対して，健康量としての QALYs は完全な健康を1基本単位とし，その個人間での比較や取引による配分効率を問う概念である．バークら（Birch & Donaldson, 2003）は，従来の功利主義的手法論に依拠して測定され，比較・取引できる量として QALYs を用いることのどこが「脱・功利主義的」なのかと批判している．実際，健康量最大化の提唱者のひとりであるカルヤー（Culyer & Wagstaff, 1993）も，健康量そのものの配分公平性が配分効率よりも重要であると論じている．公平性と効率性の取り扱いの問題については次節で改めて触れることとする．一方，無知のベールに関する議論についても，ロールズ自身はそこから minmax 原理（最も貧しいもの，弱いものの厚生を最大化する）こそ，無知のベールに置かれた理性的市民が取るべき倫理原理であると主張している．ハリス（Harris, 1995）も，「無知のベール」概念から QALYs 最大化を支持するのは無理があると批判している．

第6節　効率性と公平性をめぐる政治倫理的議論

最後に費用効果分析をめぐっては，その功利主義的特性をめぐる政治倫理的議論が不可避となっている．議論の火付けとなったのが，米国オレゴン州で1989年に，オレゴン州基本保健サービス法（Oregon Basic Health Services Act）が成立通過したことに始まる（Hadorn, 1991a）．障害者・貧困者対策の公的医療保険であるメディケイドの医療費高騰に歯止めをかけるべく，保険

でカバーする疾病・医療サービスについて,費用対効果比の一覧表 (league table) を作成し,効率性の高い順に採用するという実験的政策が進められた.しかし,できあがった一覧表は結局採用されなかった.問題となったのは,たとえば虫歯の治療と救命救急的処置とで,費用対効果比は虫歯治療のほうにはるかに高い順位がつけられたことなど,「一般社会の感覚」からずれた結果が得られたことによる.効用の測定尺度や枠組みの提示などに問題があったなど技術的な批判もあったが,危険の差し迫った生命や子供・高齢者などの社会的弱者とみなされるものの治療が,たとえ費用対効果がすぐれていなくても優先されるべきだとする社会的道義が存在することが明白になった.これをヘイドーン (Hadorn) は救助原則 (rule of rescue) と呼んでいる (Hadorn, 1991c).

　オレゴン州の一覧表に基づくメディケイド支払は,時のブッシュ政権から障害者差別禁止法に反する恐れがあるとして却下された.ハリス (Harris, 1987) は,障害者・弱者・高齢者は障害や疾病による苦しみに加えて,QALYs に基づく効率的資源配分上も低い QALYs を当てられることで不利な立場に置かれていると批判し,これを「二重苦 (double jeopardy)」と呼んだ.これに対してオレゴン州での実験で効用測定のプロジェクトを指導したカプラン (Kaplan, 1994) は,費用効果分析では QALYs の絶対値ではなく増分値が議論されるのであるから,たとえ低い QALYs であっても,改善が著しく増分が大きければ差別するにはあたらない,と反論している.しかし,機能障害者のリハビリサービスなどは固定費の高さや量産によるコスト低下も図りにくく,長期的な提供が必要であることから,結局割高についてしまう可能性が高い.またウーベルら (Ubel et al., 2000) が「QALY のわな (QALY trap)」と呼ぶように,障害者の命を救うのも健常者の命を救うのも同じとすれば,障害を直す治療には QALY の測定上「効果」がないことになってしまい,社会的道義からはずれた結果となる.ヘイドーン (Hadorn, 1991b) は,選好を合計することには理論的に議論はあるものの,社会的優先順位をつけるには患者の選好ではなく,利害関係にない一般対象の選好の

平均値を用いるべきだとしていたが，その後の論考で，障害や疾病を持った人たちに対する差別が壁となり，一般対象の測定では社会的効用値がゆがんで測定される可能性についても危惧している（Hadorn, 1992）．ドーラン（Dolan et al., 1999）も，一般対象に効用測定をさせる場合に，内省を促して慎重な判断を求め，差別意識を排除した場合とそうでない場合で測定結果が異なることを示している．QALYs を用いつつ差別に配慮するための方法として，ノードら（Nord et al., 2003 : Nord et al., 1999）はまず個人効用と社会効用の区別をつけて，障害者や患者の QALY を死亡状態よりよいと判断するのであればすべて 1 と数えるという「cost-value analysis」なる概念を提唱している．しかしこれについては個人選好と社会選好の間の整合性を欠くとする批判もある．

　費用対効果比をもとに配分効率を追求する作業で倫理的な問題となるのは，上記のように公正さ（fairness）と効率が対立することに加えて，公平性（equity）と効率のトレードオフの問題もよく取り上げられる．公平とひとくちにいうが，カルヤーら（Culyer & Wagstaff, 1993）は医療資源利用の公平性，ニードに見合った公平な分配，アクセスの公平性，そして健康状態の公平性の 4 つに分けて議論した上で，健康状態が公平であることを最重要視し，それを達成するような医療資源の配分を追及すべきであると主張している．そしてワグスタッフら（Wagstaff, 1991）は，QALY では資源配分の公平性の問題には対応できていないと批判している．

　ノードら（Nord et al., 1995）は，オーストラリアでの一般対象における横断調査で，QALY 最大化を是とするか，それとも公平性を重視するかを問うたところ，公平性重視との結果を得た．そして健康最大化の政策方針は公平性と衝突すると支持されないと結論している．クックソンら（Cookson & Dolan, 1999）では一般住民のフォーカスグループインタビューについて質的分析を行った結果，救助原則も，健康の最大化も，そして健康状態の公平配分のいずれも住民は支持していたことが判明した．しかし，このように多様

な価値観の間で整合性を保ちつつ,それらを包括できるような理論も測定方法も現時点では存在しない.

以上,費用効果分析をめぐる手法論,理論,そして政治倫理的論争点について鳥瞰してきた.手法論の成熟を後追いする形で理論武装がされてきた結果,90年代米国研究者を中心に進められていたように,政策決定に必要な直接的データを提示することには,一定の反省的風潮がヨーロッパ系の研究者の間から生じてきている.一方で,政策決定上必要な「社会的価値」の構造について,90年代後半以降さまざまの知見が得られ,脱・功利主義的厚生経済への拡張が試みられるなど,厚生経済学の冒険的分野のひとつとして,以前にも増して学術的な奥深さが見られるようになった.Fuchs (Fuchs, 1996) が言うように,研究の目的や性質を明確に把握し,研究の成果により影響を受ける社会の価値観との距離を保ちつつ,理論に裏打ちされた手法と解釈が不可欠である.科学的な政策決定に寄与する上で,費用効果分析の更なる理論的・実証的研究が求められている.

注
1) 実際に新規政策を実施する際には,既存の政策に対して既に投資されている費用やシステムなどを無視するわけにはいかないので,必ずしも増分費用だけで判断できるものではない.渋谷ら (Shibuya & Kunii, 2000) など参照.
2) QALYsを「効用」と同等に扱うことは理論上議論のあるところであり,従ってこれに「費用効用分析」という名称を用いることが却って余計な混乱を起こしていることも事実である (Drummond et al., 1997, 141).
3) 英国の国民保健制度 (National Health System) では,改革の一環として根拠に基づく医療をかかげ,その先端研究機関として国立最適医療研究所 (National Institute of Clinical Excellence, NICE) を1999年4月より開設した.そのホームページでは費用効果分析を行うために,費用やQALYsの算出に関する具体的なガイドラインが示されており参考になる.http://www.nice.org.uk/pdf/TAP_Methods.pdf に Guide to methods of Technology Appraisal が全文入手できるので参照されたい.
4) 理論的整合性・一貫性という点においては,費用便益分析はかなり厳密に功利主義的厚生経済理論から導かれている.WTPは,収入による限界効用について強い前提条件を設けることで,個人の無差別曲線に基づいた序数的効用を

金銭単位で得たものと解釈されている（Arrow, 1963）．パレート基準を緩めたカルドア-ヒックス（Kaldor-Hicks）基準（補償基準；compensation rule）にしたがい，これを満たす政策・プログラムであれば，社会厚生を最大化する選択肢として採用する．収入による限界効用についての前提条件が現実には満たされず，WTP測定結果に収入などによる影響が出ることから，政策応用する段階においては依然として考慮すべき問題も確かに残されている．近年コンジョイント分析などWTPの弱点を克服する手法論なども提示されてきているが，少なくても費用便益分析には，費用効果分析で問題となるような理論的な矛盾や対立ははるかに少ない．詳細は第3章56-57ページに譲る．

参考文献

Arrow K (1963) *Social Choice and Individual Values*. 2nd Edition. New Haven: Yale University Press.

Birch S and Donaldson C (2003) "Valuing the Benefits and Costs of Health Care Programmes: Where's the 'Extra' in Extra-Welfarism?" *Soc Sci Med*. 56 (5): 1121-33.

Bleichrodt H and Johannesson M (1997a) "An Experimental Test of a Theoretical Foundation for Rating-Scale Valuations," *Med Decis Making*. 17 (2): 208-16.

Bleichrodt H and Johannesson M (1997b) "Standard Gamble, Time Trade-Off and Rating Scale: Experimental Results on the Ranking Properties of QALYs," *J Health Econ*. 16 (2): 155-75.

Bleichrodt H and Johannesson M (2001) "Time Preference for Health: A Test of Stationarity versus Decreasing Timing Aversion," *J Math Psychol*. 45 (2): 265-282.

Bleichrodt H, van Rijn J and Johannesson M (1999) "Probability Weighting and Utility Curvature in QALY-Based Decision Making," *J Math Psychol*. 43 (2): 238-260.

Blumenschein K and Johannesson M (1998) "An Experimental Test of Question Framing in Health State Utility Assessment," *Health Policy*. 45 (3): 187-93.

Brazier J, Roberts J and Deverill M (2002) "The Estimation of a Preference-Based Measure of Health from the SF-36," *J Health Econ*. 21 (2): 271-92.

Conner-Spady B and Suarez-Almazor ME (2003) "Variation in the Estimation of Quality-Adjusted Life-Years by Different Preference-Based Instruments," *Med Care*. 41 (7): 791-801.

Cookson R and Dolan P (1999) "Public Views on Health Care Rationing: A Group Discussion Study," *Health Policy*. 49: 1-2, 63-74.

Culyer AJ (1991) "The Normative Economics of Health Care Finance and Provision," in *Providing health care*; ed. by McGuire A, Fenn P and

第2章 費用効果分析の技法と論争点

Mayhew K ; Oxford : Oxford University Press.
Culyer AJ and Wagstaff A (1993), "Equity and Equality in Health and Health Care," *J Health Econ*. 12 (4) : 431-57.
Dolan P (1996a) "The Effect of Experience of Illness on Health State Valuations," *J Clin Epidemiol*. 49 (5) : 551-64.
Dolan P (1996b) "Modelling Valuations for Health States : the Effect of Duration," *Health Policy*. 38 (3) : 189-203.
Dolan P (1997a) "Aggregating Health State Valuations," *J Health Serv Res Policy*. 2 (3) : 160-5 ; discussion : 166-7.
Dolan P (1997b) "Modeling Valuations for EuroQol Health States," *Med Care*. 35 (11) : 1095-108.
Dolan P (1998) "The Measurement of Individual Utility and Social Welfare," *J Health Econ*. 17 (1) : 39-52.
Dolan P (1999) "Whose Preferences Count ?" *Med Decis Making*. 19 (4) : 482-6.
Dolan P (2000a) "Effect of Age on Health State Valuations," *J Health Serv Res Policy*. 5 (1) : 17-21.
Dolan P (2000b) "A Note on QALYs versus HYEs. Health States versus Health Profiles," *Int J Technol Assess Health Care*. 16 (4) : 1220-4.
Dolan P, Cookson R and Ferguson B (1999) "Effect of Discussion and Deliberation on the Public's Views of Priority Setting in Health Care : Focus Group Study," *Bmj*. 318 (7188) : 916-9.
Dolan P and Gudex C (1995) "Time Preference, Duration and Health State Valuations," *Health Econ*. 4 (4) : 289-99.
Dolan P, Gudex C, Kind P and Williams A (1996) "The Time Trade-Off Method : Results from a General Population Study," *Health Econ*. 5 (2) : 141-54.
Dolan P and Kind P (1996) "Inconsistency and Health State Valuations" *Soc Sci Med*. 42 (4) : 609-15.
Dolan P and Sutton M (1997) "Mapping Visual Analogue Scale Health State Valuations onto Standard Gamble and Time Trade-Off Values," *Soc Sci Med*. 44 (10) : 1519-30.
Dolan P and Tsuchiya A (2003) "The Person Trade-Off Method and the Transitivity Principle : An Example from Preferences over Age Weighting," *Health Econ*. 12 (6) : 505-10.
Drummond M, O'Brien B, Stoddart G and Torrance G (1997) *Methods for the Economic Evaluation of Health Care Programmes*. 2nd Edition. Oxford : Oxford University Press.
EuroQol Group (1990) "EuroQOl-A New Facility for the Measurement of Health-Related Quality of Life," *Health Policy*. 16 : 199-208.

第 2 章 参 考 文 献

Feeny D, Blanchard C, Mahon JL, Bourne R, Rorabeck C, Stitt L and Webster-Bogaert S (2003) "Comparing Community-Preference-Based and Direct Standard Gamble Utility Scores: Evidence from Elective Total Hip Arthroplasty," *Int J Technol Assess Health Care.* 19 (2): 362-72.

Feeny D, Furlong W, Saigal S and Sun J (2004) "Comparing Directly Measured Standard Gamble Scores to HUI 2 and HUI 3 Utility Scores: Group-and Individual-Level Comparisons," *Soc Sci Med.* 58 (4): 799-809.

Feeny D, Furlong W, Torrance GW, Goldsmith CH, Zhu Z, DePauw S, Denton M and Boyle M (2002) "Multiattribute and Single-Attribute Utility Functions for the Health Utilities Index Mark 3 System," *Med Care.* 40 (2): 113-28.

Fuchs V (1996) "Economics, Values, and Health Care Reform," *Am Econ Rev.* 6: 1-24.

Fukuhara S, Bito S, Green J, Hsiao A and Kurokawa K (1998a) "Translation, Adaptation, and Validation of the SF-36 Health Survey for Use in Japan," *Journal of Clinical Epidemiology.* 51 (11): 1037-44.

Fukuhara S, Ware JE, Kosinski M, Wada S and Gandek B (1998b) "Psychometric and Clinical Tests of Validity of the Japanese Sf-36 Health Survey," *Journal of Clinical Epidemiology.* 51 (11): 1045-53.

Gold M, Siegel J, Russell L and Weinstein M eds. (1996) *Cost-Effectiveness in Health and Medicine.* NY: Oxford University Press.

Grootendorst PV, Feeny DH and Furlong W (1997) "Does it Matter Whom and How You Ask? Inter-and Intra-Rater Agreement in the Ontario Health Survey," *J Clin Epidemiol.* 50 (2): 127-35.

Gudex C, Dolan P, Kind P and Williams A (1996) "Health State Valuations from the General Public Using the Visual Analogue Scale," *Qual Life Res.* 5 (6): 521-31.

Hadorn DC (1991a) "The Oregon Priority-Setting Exercise: Quality Of Life and Public Policy," *Hastings Cent Rep.* 21 (3) S: 11-6.

Hadorn DC (1991b) "The Role of Public Values in Setting Health Care Priorities," *Soc Sci Med.* 32 (7): 773-81.

Hadorn DC (1991c) "Setting Health Care Priorities in Oregon. Cost-Effectiveness Meets the Rule of Rescue," *Jama.* 265 (17): 2218-25.

Hadorn DC (1992) "The Problem of Discrimination in Health Care Priority Setting," *Jama.* 268 (11): 1454-9.

Harris J (1987) "QALY fying the Value of Life," *J Med Ethics.* 13 (3): 117-23.

Harris J (1995) "Double Jeopardy and the Veil of Ignorance—a Reply," *J Med Ethics.* 21 (3): 151-7.

Ikeda S, Ikegami N and Japanese EuroQol Tarrif Project (1999) "Health

Status in Japanese Population ; Results from Japanese EuroQol Study," *Iryo-to-Shakai*. 9 (3) : 83-92.

Johannesson M (1994) "QALYs, HYEs and Individual Preferences a Graphical Illustration," *Soc Sci Med*. 39 (12) : 1623-32.

Johannesson M (1995) "The Ranking Properties of Healthy-Years Equivalents and Quality-Adjusted Life-Years under Certainty and Uncertainty," *Int J Technol Assess Health Care*. 11 (1) : 40-8.

Johannesson M (1997) "Avoiding Double-Counting in Pharmacoeconomic Studies," *Pharmacoeconomics*. 11 (5) : 385-8.

Johannesson M (1999) "On Aggregating QALYs : A Comment on Dolan," *J Health Econ*. 18 (3) : 381-6.

Johannesson M and Johansson PO (1996) "The Discounting of Lives Saved in Future Generations Some Empirical Results," *Health Econ*. 5 (4) : 329-32.

Johannesson M, Jonsson B, Kjekshus J, Olsson AG, Pedersen TR and Wedel H (1997) "Cost Effectiveness of Simvastatin Treatment to Lower Cholesterol Levels in Patients with Coronary Heart Disease. Scandinavian Simvastatin Survival Study Group," *N Engl J Med*. 336 (5) : 332-6.

Johannesson M, Pliskin JS and Weinstein MC (1993) "Are Healthy-Years Equivalents an Improvement over Quality-Adjusted Life Years ?," *Med Decis Making*. 13 (4) : 281-6.

Johannesson M, Pliskin JS and Weinstein MC (1994) "A Note on QALYs, Time Trade off, and Discounting," *Med Decis Making*. 14 (2) : 188-93.

Kaplan R (1994) "Value Judgment in the Oregon Medicaid Experiment," *Med Care*. 32 : 975-988.

Kaplan R and Anderson J (1988) "A General Health Policy Model ; Update and Applications," *Health Service Res*. 23 (2) : 203-35.

Kopec JA and Willison KD (2003) "A Comparative Review of Four Preference-Weighted Measures of Health-Related Quality Of Life," *J Clin Epidemiol*. 56 (4) : 317-25.

Kuppermann M, Shiboski S, Feeny D, Elkin EP and Washington AE (1997) "Can Preference Scores for Discrete States be Used to Derive Preference Scores for an Entire Path of Events ? An Application to Prenatal Diagnosis," *Med Decis Making*. 17 (1) : 42-55.

Mehrez A and Gafni A (1989) "Quality-Adjusted Life Years, Utility Theory, and Healthy-Years Equivalents," *Med Decis Making*. 9 (2) : 142-9.

Mooney G (1989) "QALYs : Are They Enough ? A Health Economist's Perspective," *J Med Ethics*. 15 (3) : 148-52.

Nord E (1991) "The Validity of a Visual Analogue Scale in Determining Social Utility Weights for Health States," *Int J Health Plann Manage*. 6 (3) : 234-42.

第2章 参考文献

Nord E (1995) "The Person-Trade-Off Approach to Valuing Health Care Programs," *Med Decis Making*. 15 (3): 201-8.

Nord E, Menzel P and Richardson J (2003) "The Value Of Life: Individual Preferences and Social Choice. A Comment to Magnus Johannesson," *Health Econ*. 12, (10): 873-7.

Nord E, Pinto JL, Richardson J, Menzel P and Ubel P (1999) "Incorporating Societal Concerns for Fairness in Numerical Valuations of Health Programmes," *Health Econ*. 8 (1): 25-39.

Nord E, Richardson J and Macarounas-Kirchmann K (1993) "Social Evaluation of Health Care versus Personal Evaluation of Health States. Evidence on the Validity of Four Health-State Scaling Instruments Using Norwegian and Australian Surveys," *Int J Technol Assess Health Care*. 9 (4): 463-78.

Nord E, Richardson J, Street A, Kuhse H and Singer P (1995) "Who Cares About Cost? Does Economic Analysis Impose or Reflect Social Values?" *Health Policy*. 34 (2): 79-94.

O'Brien BJ, Spath M, Blackhouse G, Severens JL, Dorian P and Brazier J (2003) "A View from the Bridge: Agreement Between the SF-6D Utility Algorithm and the Health Utilities Index," *Health Econ*. 12 (11): 975-81.

Palmer R (1991) "Considerations in Defining Quality of Health Care," in; ed. by Palmer R, Donabedian A and Povar G; *Striving for Quality in Health Care*. Ann Arbor: Health Administration Press.

Plous S (1993) *The Psychology of Judgment and Decision Making*. NY: McGraw-Hill, Inc.

Prosser LA, Stinnett AA, Goldman PA, Williams LW, Hunink MG, Goldman L and Weinstein MC (2000) "Cost-Effectiveness of Cholesterol-Lowering Therapies According to Selected Patient Characteristics," *Ann Intern Med*. 132 (10): 769-79.

Rawles J (1971) *A Theory of Justice*. Cambridge: Harvard University Press.

Richardson J and Nord E (1997) "The Importance of Perspective in the Measurement of Quality-Adjusted Life Years," *Med Decis Making*. 17 (1): 33-41.

Robinson A, Dolan P and Williams A (1997) "Valuing Health Status Using VAS and TTO: What Lies Behind the Numbers?" *Soc Sci Med*. 45 (8): 1289-97.

Schwarzinger M, Lanoe JL, Nord E and Durand-Zaleski I (2004) "Lack of Multiplicative Transitivity in Person Trade-Off Responses," *Health Econ*. 13 (2): 171-81.

Schwarzinger M, Stouthard ME, Burstrom K and Nord E (2003) "Cross-National Agreement on Disability Weights: the European Disability Weights Project," *Popul Health Metr*. 1 (1): 9.

Sen A (1982) *Choice, Welfare, and Measurement*. Cambridge : Harvard University Press.

Shibuya K and Kunii O (2000) "Application of Cost-Effectiveness Analysis of Health Care Interventions in Developing Countries. A Case Study in Mauritius," *Nippon Koshu Eisei Zasshi*. 47 (12) : 1018-1028.

Tsuchiya A, Dolan P and Shaw R (2003) "Measuring People's Preferences Regarding Ageism in Health : Some Methodological Issues and Some Fresh Evidence," *Soc Sci Med*. 57 (4) : 687-96.

Tsuchiya A, Ikeda S, Ikegami N, Nishimura S, Sakai I, Fukuda T, Hamashima C, Hisashige A and Tamura M (2002) "Estimating an EQ-5D Population Value Set : The Case of Japan," *Health Econ*. 11 (4) : 341-53.

Tversky A and Kahneman D (1981) "The Framing of Decisions and the Rationality of Choice," *Science*. 211 : 453-458.

U. S. Preventive Services Task Force (1996) *Guide to Clinical Preventive Services*. Baltimore : Williams & Wilkins.

Ubel PA, Nord E, Gold M, Menzel P, Prades JL and Richardson J (2000) "Improving Value Measurement in Cost-Effectiveness Analysis," *Med Care*. 38 (9) : 892-901.

Wagstaff A (1991) "QALYs and the Equity-Efficiency Trade-Off," *J Health Econ*. 10 (1) : 21-41.

Ware JE and Sherbourne C (1992) "The MOS 36-Item Short-Form Health Survey (SF-36). I. Conceptual Framework and Item Selection," *Med Care*. 30 : 473-83.

Ware JE, Snow K and Kosinski M (1993) *SF-36 Health Survey ; Manual and Interpretation Guide*. Boston : The Health Institute.

第3章　費用便益分析と仮想評価法

田　村　　誠

　医療技術・サービスの経済的評価の方法には，大きく分けて，第2章でとりあげた費用効果分析（cost-effectiveness analysis）と費用便益分析（cost-benefit analysis）がある．本章では，費用便益分析および便益測定の重要な方法である仮想評価法の理論・方法と具体例を整理し，方法論としての課題，争点等を明らかにする．

第1節　費用便益分析

1　費用便益分析とは

　保健医療サービスの成果すべてを「金銭」で表わそうとするのが「費用便益分析」である．例えば，寿命が3年間延長した，痛みがすっかりとれて働けるようになった，入院期間が格段に短くなった，などの保健医療プログラムの成果を金銭に換算し，費用と比較するのである．

　費用便益分析では，費用も成果もすべて金銭で表示するため，成果から費用を差し引いた結果（正味の成果）をみれば，分析対象の活動が経済的にプラスの成果を生じさせたのか否か（いわば黒字か赤字か）が判る．単純に言うと，予防プログラムに1,000万円を要したが，その効果は医療費節減や生産性の向上により3,000万円の便益があった．すなわち2,000万円の純益が生じた，というような結果を得ることができる．これに対し，費用効果分析で

は費用は金銭換算するが，効果は金銭換算をしない．

この費用便益分析の手法は，費用効果分析などに比べて長い歴史を有する．17世紀に初めてイギリスで医学の効用の測定に用いられた後，19世紀には公衆衛生の分野，20世紀に入ると米国政府のプロジェクトに適用されてきた（Torrance, 1990）．米国では1965年からすべての政府活動のプログラムに費用便益分析を行おうとした（PPBS: planning programming budgeting system）．ただし，PPBSは種々の理由により1971年に廃止された（田村，2000）．

わが国でも，主に公共プロジェクトの社会的効率性を判定するための評価手法として用いられている（森杉，1991；国土交通省，2004）．

2　費用便益分析の理論的背景

費用便益分析は，経済学による理論的背景が強固であるとされる（岡，1997, 7-47）．そのことについて，以下簡潔に説明する．

経済学者パレートは，政策やプログラムによって社会全体がよくなったかをどのように判定すればよいかを考えた．その結果，「誰の厚生（幸せ）も悪化させないで，一人または複数の人にとってプラスとなる政策」はよいものであると考えた（いわゆるパレート改善）．この考え方について疑問を感じる人は少ないであろう．

しかし，この条件を満たす政策は多くない．例えば，現代社会には欠かせない下水道を作ったとしても，その処理場のそばに住んでいる人にとってはマイナス効果となることなどがありうるからである．

これにたいして，カルドア・ヒックス基準というのがある．これは，有体に言うと，ある政策やプログラムによって厚生が低下する（不幸せになる）人がいてもよいが，その場合にはその政策・プログラムによって厚生の上昇した人が，低下にした人に対して何らかの補償をすることができ，それで厚生が低下した人が満足・納得すれば社会全体としてはよい方向に進んだと考えられるというものである（もう少し厳密な議論は注1を参照のこと[1]）．

下水道の例でいえば，下水道によって利益を得る人たちが，処理場のそばに住んでいる人たちに補償をして（例えば，金銭などにより），それで処理場のそばに住んでいる人たちが納得すればよいと考えるというものである．
　医療の場合，ある医療サービスを直接受ける人の厚生は上昇するかもしれないが，それの費用負担をする人，あるいは，その医療サービスを提供することにより他の医療サービスを受けられなくなる人の厚生は一般的に低下する．それが社会にとってプラスかどうかを考えようとするのが，まさに費用便益分析である．

3　費用効果分析との比較

　費用効果分析と費用便益分析との異同を述べる．
　一つは，費用効果分析は，分析対象の活動のうち，どの経済効率が最も高いかを教えてはくれるが，そもそも，それぞれの活動が経済的にプラスの成果があるか否かは判らない．極端な例を考えると，費用効果分析では，複数の赤字の医療技術・サービスについて，どれが最も赤字が少ないかを分析しているに過ぎないケースもあり得る．それに対して，先に述べたとおり，費用便益分析は絶対的な尺度で，経済的にプラスかマイナスかを判明する．
　二つめは，費用効果分析は，QALYsを使ったものを含めて，医療行為・サービス間の比較しかできないのに対し，費用便益分析は理論的には他の領域，例えば，教育や公共事業などの経済効率との比較も可能なことである．
　三つめは，上記2点のように，費用便益分析が大きな可能性を有する一方で，方法論上の困難さも大きいという点である．医療のもたらす便益・効果をすべて金銭換算することは容易ではない．人間の生命や健康を金銭換算することは一切拒否をしたいという人もいるであろう．
　この三点目のために，医療では費用便益分析は従来あまり用いられてこなかったが，本章の後半で述べる仮想評価法が環境経済学等の分野で発展するにつれて，医療でも費用便益分析を再度見直そうという機運が高まってきたのである．

四つめは，費用効果分析はほとんどの場合，保健医療プログラムの「対象者」に焦点が絞られている．しかし，保健医療プログラムは直接サービスを受ける対象者以外にも便益が生じる場合があり（例えば，感染症の治療・予防などの場合．経済学で言う外部性にあたる），そうした便益を把握するのは費用便益分析で主に行われるのである．

4　方法と具体例

（1）方　法

原理は，極めて単純である．「費用」は費用効果分析と同様な方法で測定して金銭換算する（費用の推計方法は2章を参照）．「便益」はその医療行為・サービスによりもたらされたとみられる効果をすべて金銭換算する．効果には次のようなものがある．

効果の要素
1）健康状態の改善（死亡回避を含む）
2）働くことができることによる社会・経済への貢献（すなわち生産性の向上）
3）その医療行為・サービスにより節約された医療費
4）（伝染性疾患の場合）他の人への感染の回避
5）（禁煙プログラムの場合）火事の危険の回避，壁の汚れの回避，受動喫煙の回避
　　などなど

そして，これらの費用と便益の発生時期を時系列にならべ，適当な割引率を使って現在価値に割り戻す．

現在価値に割り戻すとは，経済学や経営学の分野では一般的に行われることである．モノやお金の価値は，現在と将来とでは異なるという前提のもと，将来の一定額（例えば，100万円）の現時点での価値はその一定額よりも小さい（すなわち，100万円未満）と考える．銀行に預金を入れれば，利息がつき，増えていくのと考え方は同じである．例えば，10年後の100万円の現在価値

は，100万円÷(1＋0.03)^{10}＝93.26万円といった具合に計算する．ここで用いた「3％(0.03)」を割引率といい，一般的に3％から5％くらいの数値が用いられる[2]．

正味便益の計算

この割引率によって換算された現在価値で表された便益から費用を差し引いたものを正味便益（net benefit）という．

例えば，ある予防注射の費用が2,000円でその便益が3,500円だとすれば，正味便益は3,500－2,000＝1,500円となる．

また，便益／費用比で表すこともある．予防注射の例でいえば，3,500÷2,000＝1.75となる．1円の投資に対し，1.75円のリターンがあったという表現ができる．

健康状態の改善の金銭表示

さて，ここまで費用便益分析の原理，基本的な方法について述べてきたが，なんと言っても難しい問題は健康状態の改善をいかに金銭表示するか，ということである．「余命が伸びたこと」「歩けるようになったこと」「ひどい頭痛に悩まされなくなったこと」などをどのように金銭表示すればよいのであろうか．

これについては，今まで大きく以下の3つの方法が考えられてきた（Drummond et. al, 1997, 264-266）．

1）人的資本法（human capital）

2）顕示選好（revealed preference）

3）仮想評価（contingent valuation method : CVM）

人的資本法とは，ある人の将来の収入を現在価値に割り戻したものをもって，その人の生命・健康の価値とする考え方である．一般に賃金データを用いる．仮に30歳の人が病気になり，治療しなければ早期に亡くなるところを，治療によって回復し，働けるという医療プログラムであれば，あと30年働くと想定し，30年分の賃金を予測し，現在価値に割り戻す．交通事故などの場合の損害賠償額推計のもとになる考え方と同様である．

顕示選好とは，人が自分の生命の危険に対して，どの位の金額を払っているか，どの位の金額をもらえば納得しているか，などのデータを集め，それにより，人々の生命や時間の価値を明らかにしようとするものである．例えば，いくら余分に給料をもらえば危険な職業についてもよいと人は考えているか，などのデータを集め，そこから生命や時間の価値を明らかにする．

この2つの方法はいずれも，労働市場が不完全であり，人種や性差別のような不平等を反映しているという深刻な問題を抱えているとされる（Drummond et. al, 1997, 266）．また，高齢や障害で働けない人の生命・健康価値を測定するのが困難になり，医療サービスの費用便益分析に用いるのは適切でないと考えられる．

そこで近年，望ましい方法と考えられているのが，3つめの仮想評価法である．これについては，次節で詳しく述べる．

（2） 費用便益分析の具体例

仮想評価法に入る前に，費用便益分析の具体例を1つあげる（Fleming et. al, 2002）．

問題飲酒者（problem drinkers）に対する助言プログラムの費用便益分析

飲酒量・頻度が一定基準を上回る18—65歳の男女774名を実験群と対照群に無作為割り当てをして，対照群には飲酒等に関する小冊子を配布し，実験群に対しては小冊子に加えて，医師の2回の面接と電話による看護師の2回のフォローアップを行った．その結果，実験群では有意に飲酒量が減少し，さらに入院率の低下，救急外来の受診の低下，交通事故率の低下，法的事件（児童虐待等）の低下をみせた（交通事故率の低下，法的事件の低下は統計的に有意ではない）．

この介入研究について費用便益分析を行った結果は，表3-1のとおりである．患者1人あたり費用が205ドルに対し，便益は，医療費節約分のみでも712ドル，交通事故費用節約分等を含めると，7,985ドルと極めて大きな便益が推計されている．

表3-1 費用便益分析結果

費用推計	患者一人あたり	
診療所費用	166ドル	
患者費用	39ドル	
費用計	205ドル	
便益推計	患者一人あたり	(有意確率)
医療費節約	712ドル	1.02
法的事故費用節約	102ドル	0.52
交通事故費用節約	7,171ドル	0.03
便益計	7,985ドル	0.007

注 有意確率は、便益がプラス（正）でない確率
出所 Fleming M., et. al (2002) "Brief Physician Advice for Problem Drinkers : Long-Term Efficacy and Benefit-Cost Analysis," *Alchoholism : Clinical and Experimental Research.* 26(1): 36-43

費用推計は診療所の費用と患者費用に分けて推計されている．診療所費用とは，医師の面接や看護師のフォローに要した時間に時間あたり賃金を乗じて推計したものに，診療所の共通経費等を加えた数値を用いている．患者費用は，診療所までの通院時間と待ち時間の合計に，一般勤務者の時間あたり平均賃金を乗じたものを用いている．

便益推計は，医療費節約はメディケアの入院1日平均償還金額を\$920,救急外来受診を\$458として推計している．交通事故や法的事件の発生低下については，医療費や精神保健サービス，財産損害，被害者の就労不能，公的サービス等の直接費用を便益推計の元としている．

第2節　仮想評価法

1　仮想評価法とは

仮想評価法とは，仮想のシナリオを調査対象者に提示し，そのシナリオに沿って，回答を得る方法である．例えば，死亡の可能性を下げることがわか

っている予防注射を最大いくら支払っても望むかを尋ねる．そうした質問からその人にとっての自発的最大支払意思額（willingness-to-pay：WTP）を推計し，それをもって生命や健康の価値を測定しようとするものである．

仮想評価法の必要性

リンゴや車などのように市場が存在すれば，このような調査をする必要はないのであるが（もともと費用便益分析も必要ない），市場が存在しない医療行為・サービスなどの場合には，仮想の市場を設定し，それにより対象者の回答を求めることが必要と考えられるのである．

この方法は環境経済学の分野で急速に発展した（Johannson et. al, 1987；栗山, 1997）．例えば，タンカーが海で転覆して環境を著しく損ねた場合に，そのタンカーの船主に政府はいくら賠償請求をすればよいのかなどを，住民の価値判断をもとに決定する際に用いられる．

そして，米国商務省海洋・大気局（National Oceanic and Atmospheric Administration）のパネル（検討会）によるガイドラインも作成された（Arrow et. al, 1993）．このパネルには，ノーベル経済学賞受賞者が2人も含まれるという権威のあるものであった．ガイドラインでは，以下順次述べるように，仮想評価法の具体的な方法についての望ましい方法が記載された．

2 質問方法・対象

仮想評価法では，どういう対象者にいかに質問をするかが極めて重要である．当然のことながら質問文次第で結果の妥当性が大きく変わってくる．

質問方法等を考える上で重要なポイントについて以下順次述べていく．

（1） 金額の尋ね方

金額の尋ね方にはいくつかの方法がある．まずは最も単純な方法である「直接質問法」と呼ばれるものから説明する[3]．

直接質問法

「今度，C型肝炎に対する新しい治療法が開発されました．3回注射する

と，60%の人が治癒します．あなたはこの3回の注射に対していくらまでなら支払ってよいと思いますか」

この質問によって得られた回答の「平均金額」または「最頻値」をもって，その集団の自発的最大支払意思額（WTP）とする．

ここで尋ねていることは調査者がもっとも知りたいことであり，これで回答者がきちんと正確な数値を回答してくれれば問題はない．しかし，この直接質問法は適切な方法でないと一般に考えられている．その理由は，多くの回答者（消費者）は商品やサービスに対して「最大いくらまでなら払ってよいか」ということを日頃考えていないからである．スーパーでリンゴを買うときに，これが1個80円までなら買おうなどと通常は考えてはいない．目の前にある商品と正札に書かれた値段を見て，買うか買わないかを判断する．したがって，「いくらまでなら払ってよいですか」と尋ねても，回答者の認知的負荷は極めて高く，妥当な金額は答えてもらえないであろうと考えられている．

競りゲーム法（bidding game）

直接質問法の問題をクリアしようとして考えられたのが，競りゲーム法である．上の例をあてはめると，以下のようになる．

「今度，C型肝炎に対する新しい治療法が開発されました．3回注射すると，60%の人が治癒します．あなたはこの3回の注射が10万円（全額自己負担）だったら支払って治療を受けようと思いますか．

（はいと回答した人には）20万円だったらどうですか．

（いいえと回答した人には）5万円だったらどうですか．」

さらに，これに続けて，20万円で「はい」と回答した人には，さらに高い金額を，「いいえ」と回答した人には，20万円と10万円の間の金額を尋ねる．5万円で「いいえ」と回答した人には，さらに低い金額を提示し，「いいえ」と回答した人には5万円と10万円の間の金額を尋ねる．こうしたことを数回繰り返し，最終的に回答者が最大いくらを支払ってよいかを探る．そして，回答の平均金額または最頻値をもって，その集団の自発的最大支払意思額

（WPT）とする.

　この方法であれば，直接質問法とは異なり，回答者は提示された金額を払うか払わないかを考えればいいので，通常の消費行動に似ている. しかしながら，また別の問題がある. それは最初に提示された金額に回答者が影響を及ぼされるのである. 上の例でいえば，最初に「10万円」を提示しているために，回答者は10万円を基準に考えてしまいがちである. 初めから「100万円」を提示していた場合に比べて，回答者は低めに回答する傾向がある. これをスターティングポイント・バイアスという (Stalhammar, 1996).

　二項選択法 (take-it-or-leave-it, binary valuation question)

　競りゲーム法のように回答者に金額をあらかじめ提示し，かつ，このスターティングポイント・バイアスを回避する方法が二項選択法とよばれるものである. 米国商務省のパネルでもこの二項選択法が推奨されており，現時点では最も有力な方法と言えるであろう.

　二項選択法を先の例にあてはめると，次のようになる.

　まず，調査対象者を5～10区分に分ける. そして，各区分に以下の質問文の××万円のところだけ異なる数値を入れた質問を行う.

　「今度，C型肝炎に対する新しい治療法が開発されました. 3回注射すると，60％の人が治癒します. あなたはこの3回の注射が××万円だったら支払って治療を受けようと思いますか.」

　例えば，調査対象者が500人いて，それを5区分したとすると，100人ずつに「5万円」「10万円」「30万円」「50万円」「100万円」といった金額のみを尋ねる. この金額の設定はあらかじめプレ調査を行い，どの位の金額の幅を回答者が考えているかを調べることが必要である. そして，それぞれの回答者からは「はい」「いいえ」の回答しか得られないが，各金額に対して何％の人が「支払う」と言ったかのデータから，図3-1のようなグラフを描く. その上で，このグラフより指数関数などで回帰を行い，回答者全体として総計で最大いくらまでなら支払ってよいと考えているかを推計しようとするものである（図3-1のグレーの部分を積分することにより推計. 100万円より右の

第2節　仮想評価法

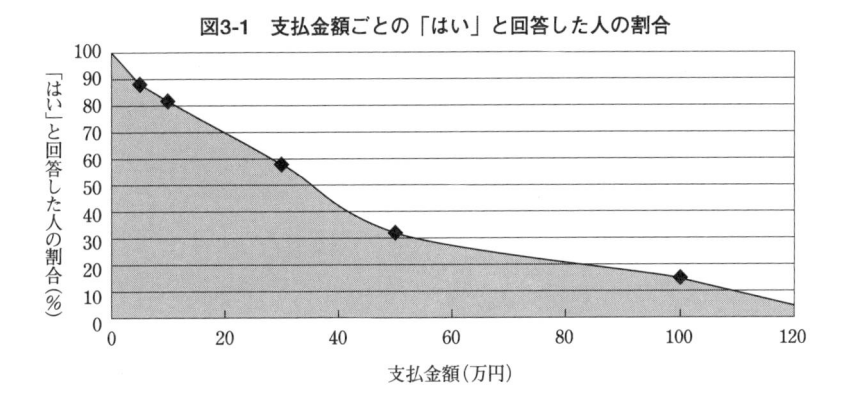

図3-1　支払金額ごとの「はい」と回答した人の割合

縦軸：「はい」と回答した人の割合（%）
横軸：支払金額（万円）

部分は回帰曲線を単純に延長）．

　この方法は，実際に消費者がモノを購入するプロセスに似ており回答率が高くなると想定されることや，スターティングポイント・バイアスが回避できているという点で優れていると考えられている．しかし，最大の問題は調査にコストがかかるという点である．上の例でも，500人の調査対象者としているが，さらに設定する金額を5区分から10区分に増やしたり，各区分の対象者数をさらに増やそうとすると，大規模調査が必要となる．

　二項選択法にも批判はある（Smith, 2000）．一つは，回答率は実際には調査内容や方法により大きく異なり，二項選択法の回答率のほうが一般的に高いということはない．二つめは，スターティングポイント・バイアスがないかというと，二項選択法でも2段階で尋ねるもの（一つ金額を提示した後に，競りゲーム法のようにもう1回金額を提示する方法．これの方が回答の情報が増え，調査対象者数を少なくできるため，比較的よく用いられる）はスターティングポイント・バイアスが生じる．三つめは，金額を何区分設定し，それぞれに何人ずつの調査対象者が必要かを決めるのは容易でないという点である．四つめは，あまりに高コストの調査方法であるという点である．米国商務省のパネルは二項選択法を面接調査，少なくとも電話調査で行うべしと言っており（質問紙による調査ではなく），データ収集に相当の費用・時間を要することになる．

（2） 支 払 方 法

次に仮想評価法での保健医療プログラム費用の支払方法について述べる．上のC型肝炎の例では全額自己負担をする設定としていたが，実際の調査の場合には以下のようなものにより支払い方法を明示する必要がある．

1）全額自己負担

医療保険が適用されずに，全額自己負担の保健医療プログラムについて尋ねる質問（自由診療のイメージ）

2）医療保険料の増額

医療保険の給付拡大という前提で保険料が増額するという質問（患者に尋ねる場合には，あわせて自己負担分が増える側面も質問に含める）

3）税金の増額

税金で負担される医療の給付が拡大するという前提で，税金が増額するという質問

どのような支払方法を選択するかは，できるだけ現実に近い場面設定にすることが望まれる．わが国では自由診療の医療は限定的なので，医薬品や治療方法に対する支払意思を尋ねるのであれば，医療保険料の増額で尋ねるのが望ましいであろう．一方，人間ドックや予防注射などの場合には，全額自己負担の質問文とするのが適当と考えられる．

前項で述べた「二項選択法」と「医療保険料の増額」とを組み合わせると，例えば，以下のような質問文になる．

「今度，C型肝炎に対する新しい治療法が開発されました．3回注射すると，60％の人が治癒します．この治療を公的医療保険で支払う（カバーする）ことにすると，あなたの月々の保険料は○○○円増えます．このことにあなたは賛成ですか，反対ですか」

わが国ではこうした問いが一般市民・住民に問われることはあまりないが，これはいわば住民投票のような形で医療保険についての民意を問うことと言える．

（4） 誰に尋ねるか

次に，この仮想評価法による質問を誰に尋ねるかという問題である．上の支払方法とも関連するが，大きく分けて2つの対象者がいる．

1）サービス対象者（患者）

特定のサービスの対象となっている人，あるいは既に特定の疾患に罹患している人に対して，その疾患に有効な治療法への支払意思を尋ねる

2）一般健常人

一般健常人に対して，ある治療法への支払意思を尋ねる

患者への調査は，すでに事が起こった問いという意味で，事後シナリオ調査（ex-post），健常人への調査は，何も事が起こっていないという意味で，事前シナリオ調査（ex-ante）と呼ばれる（Johannesson, 1996）．

患者に尋ねる場合と，健常人に尋ねる場合では，調査結果が異なる．一般健常人に尋ねる場合は，自分がその保健医療サービスの対象にならないことがわかっている場合もあり，自分がそのサービスを利用するかどうかという要素や，自分がそのサービスを利用しないとしても，他の人が利用するために自分も支出してよいかどうか，などの要素が判断材料に関わる．

Neumannらが人工授精に対する支払意思に関する調査をしている（Neumann and Johannesson, 1994）．この調査結果によると，不妊に苦しんでいると仮定した場合（ex-post）の自発的支払意思額は，不妊かどうか不明であると仮定した場合（ex-ante）に比べると，一人一人では自発的支払意思額は高くなる．しかし，不妊により人工授精を実際にする人の割合は高くないため，対象者全体の自発的支払意思額でみると，不妊かどうか不明であると仮定した場合（ex-ante）の方が高くなるという結果となっている．

3 仮想評価法の測定対象

さて，この仮想評価法で尋ねる測定の対象とは何であろうか．これを明確に定義しないと，費用便益分析を行う場合に，便益を重複カウントしたり，一部の便益を評価し損ねることがあるとされる（Currie et. al, 2002）．例えば，

ある医療行為についての支払意思額を尋ねたとして,回答者は将来の医療費節約が起こり,それにより自己負担が減ることを想定し回答したとしよう.一方で,その結果を使って費用便益分析を行うときに,医療費節約分を便益にカウントすると,医療費節約の自己負担分を二重カウントすることになってしまうのである.こういう状況を防ぐために,仮想評価法ではその測定対象を明確にすることが重要であるとされる.

(1) 測定対象の範囲

仮想評価法の対象となる便益には以下のようなものがあるとされる(Currie et. al, 2002).

1)将来の費用負担がどの位減るか(自己負担等)
2)仕事を休まないですむか(生産性)
3)疾病・感染による苦痛を受けない(健康上の便益)
4)家族への感染等を避ける(外部効果)
5)行為・プログラムの場所,簡便さ等(プロセス)

これらのうち,どの便益を仮想評価法の質問文で把握しようとしているかどうかを明確にしておかないと,上で述べたように,便益を二重カウントしたり,評価し損ねたりする.例えば,生産性について仮想評価法で含めた質問にしてあるのであれば,費用便益分析で改めて生産性について評価する必要は無くなる.

(2) 質問形態と測定対象

この測定対象は,質問形態によって当然異なってくる.仮想評価法を用いて最大支払意思額を尋ねる方法には,完全に自由市場のように尋ねる方法(自由診療)と,社会保障制度を前提として尋ねる方法と大きく二つある.自由診療を前提とした方法であれば,将来の医療費がどの位かかるか,あるいは減るか,その全額を調査対象者は想定して回答することになる.一方,社会保障制度を前提とした方法であれば,将来の医療費の一部(自己負担分

のみ）を回答したことになる．また，仕事による収入の有無（生産性）についても社会保障制度を前提とした質問の場合は，失業補償のようなものを前提とした質問にするのが自然となろう．

おわりに

本章では，費用便益分析の基本的考え方，方法等と便益評価に重要な役割を果たす仮想評価法についてその方法等を整理し，述べてきた．先に述べたとおり，費用効果分析と費用便益分析はさまざまな長所，短所を有しており，分析対象に応じて，適宜使い分けすることが重要となろう．

注
1) ここでいう補償をするという考え方には「補償変分（compensating variation：CV）」と「等価変分（equivalent variation：EV）」の2つがある．補償変分とは，ある変化が個人にとってよいものである場合に支払ってもよいという最大金額，また，変化が悪いものである場合にはその変化と引換えに要求する最小金額である．等価変分は，変化がよいものの場合にはその変化の結果を手放すことと引換えに要求する最小金額，変化が悪いものである場合には変化を免れることに対して支払ってもよい最大金額である．両者は似た概念であるが，異なるものである．所得効果が正の場合には，補償変分＜等価変分となるので，保守的に考えて，費用便益分析では関係者の補償変分の合計がプラスになることが求められる．
2) 割引率をいくらに設定するかは難しい問題である．従来は本文にも示したとおり，3～5％位が妥当なところであると考えられてきたが，近年の低金利状況により，もっと低めの割引率を用いたほうがよいのではないかという意見もある．いずれにしても，感度分析（sensitivity analysis. 詳しくは5章参照）を用いて，さまざまな割引率を試してみることが重要である．
3) 本文に示したもの以外に支払カード法というものがある．支払カード法とは，金額の範囲を示した何枚かのカードを調査対象者に見せ，その中から適当と思われるものを選択してもらうものである．例えば，「500円未満」「500～1,000円未満」「1,000～2,000円未満」「2,000～3,000円未満」「3,000円～」というようなカードを作成し，調査対象者に提示する．直接質問法に比べると，回答者は回答しやすい反面，競りゲーム法と同様，掲示した金額に大きく左右されるという側面がある．

第3章 費用便益分析と仮想評価法

引用文献

Arrow K, Solow P, Portney P, et al. (1993) "Report of NOAA Panel on Contingent Valuation," *Federal Register*. 58 (10): 4601-14.

Currie G, Donaldson C, O'Brien B, et. al. (2002) "Willingness to Pay for What? A Note on Alternative Definitions of Health Care Program Benefits for Contingent Valuation Studies," *Medical Decision Making*. 22 (4), 493-497.

Drummond M, O'Brien B, Stoddart G, et al. (1997) *Methods for the Economic Evaluation of Health Care Programmes*. Second Edition. Oxford: Oxford Univ. Press. 久繁哲徳・岡敏弘監訳 (2003)『保健医療の経済的評価』じほう

Fleming M, Mundt M, French M, et al. (2002) "Brief Physician Advice for Problem Drinkers: Long-Term Efficacy and Benefit-Cost Analysis," *Alcoholism : Clinical and Experimental Research*. 26 (1), 36-43.

Johannesson M (1996) "A Note on the Relationship between Ex Ante and Expected Willingness to Pay for Health Care," *Social Science & Medicine*. 42 (3): 305-311.

Johannson PO (1987) *The Economic Theory and Measurement of Environmental Benefits*. Cambridge: Cambridge University Press. 嘉田良平監訳 (1994)『環境評価の経済学』多賀出版

Neumann P, Johannesson M (1994) "The Willingness to Pay for In Vitro Fertilization: A Pilot Study Using Contingent Valuation," *Medical Care*. 32 (7): 686-699.

Smith R (2000) "The Discrete-choice Willingness-to-Pay Question Format in Health Economics: Should We Adopt Environment Guidelines?," *Medical Decision Making*. 20 (2), 194-206.

Stalhammar N (1996) "An Empirical Note on Willingness to Pay and Starting-point Bias," *Medical Decision Making*. 16 (3): 242-247.

岡敏弘 (1997)『厚生経済学と環境政策』岩波書店

栗山浩一 (1997)『公共事業と環境の価値』築地書館

国土交通省 (2004)『公共事業評価の費用便益分析に関する技術指針』

田村誠 (2000)「医療の政策評価 (V)――「効率」の評価方法と考え方」『病院』59 (6): 528-532.

Torrance G W (1990)「臨床経済学――過去・現在・未来（臨床経済学国際シンポジウム基調講演）」『Therapeutic Research』11 (2): 269-284.

森杉壽芳 (1991)「費用便益分析」金本良嗣，宮本洋編著『公共セクターの効率化』71-87，東京大学出版会

第4章　薬剤経済学研究の政策決定への利用と研究ガイドライン

池 田 俊 也

は じ め に

　先進諸国では，医療技術を対象とした経済評価の分析結果を，保健政策立案に利用する動きが見られる．特に，薬剤を対象とした経済評価は薬剤経済学と呼ばれ，薬剤の保険償還の可否の判断や価格設定などにおける活用が進んでいる．薬剤経済学研究は，一般に①費用最小化分析（cost-minimization analysis），②費用効果分析（cost-effectiveness analysis），③費用効用分析（cost-utility analysis），④費用便益分析（cost-benefit analysis）に分けられる（表4-1）．費用効用分析とは，費用効果分析のうち，効果指標に質調整生存年（quality-adjusted life year, QALY）（図4-1）を用いたものをいう．政策決定において，費用効果分析ならびに費用効用分析がよく用いられている．

　薬剤経済学研究の結果を政策決定に利用する場合には，次の3つの条件が必要と考えられる．

　第一に，研究が適切な手法で正しく実施される必要がある．薬剤経済学研究の方法論はいまだ発展途上にあり，必ずしも国際的に統一した見解が得られていない部分もある．また，長期的な予後予測や医療費予測を行うためにシミュレーションモデルを利用した場合には，モデルの設定次第で結果が大きく変わる可能性がある．特に，製薬企業が主体となった研究については，自社薬剤に有利な結果を出そうとするバイアスが働くことから，薬剤経済学研究の結果の信憑性について懸念がしばしば示されている（Kassirer and Angell, 1994；Rennie and Lust, 2000）．

第4章 薬剤経済学研究の政策決定への利用と研究ガイドライン

表4-1 薬剤経済学研究の分析手法

分析手法	費用	効果	効果尺度の例
費用最小化分析	「円」などの通貨単位	(同一の効果であることを証明する)	
費用効果分析	「円」などの通貨単位	当該治療の効果を適切に反映する尺度	血圧の低下値, 血圧の正常化率, 生存年の延長など
費用効用分析	「円」などの通貨単位	すべての治療法に共通する尺度	質調整生存年(QALY)の延長
費用便益分析	「円」などの通貨単位	効果を金銭価値に換算	「円」などの通貨単位

図4-1 「質調整生存年」の考え方

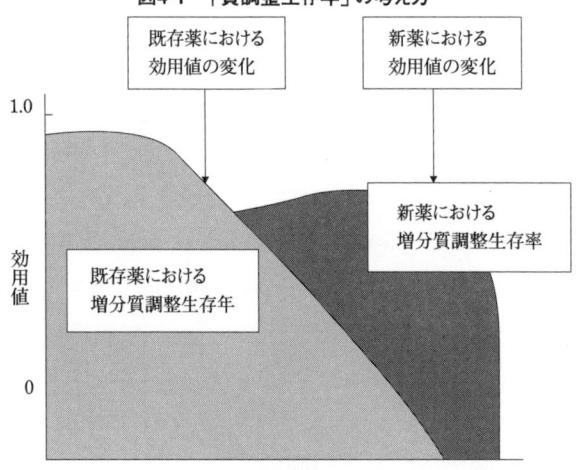

質調整生存年とは、完全に健康な状態のスコアを1、死亡を0としたスケールにおいて、半身不随の状態のスコアは0.5である、といった具合に、各健康状態におけるQOLを「効用値」としてスコア化し、これと生存年数とを掛け合わせることにより、QOLと生存期間の両方を総合評価した単位である、例えば、効用値0.5の健康状態で10年間生存した場合には0.5×10＝5質調整生存年ということになる。

第二に，研究が相互比較可能な形で実施される必要がある．薬剤経済学研究では，把握する費用の範囲，分析の時間範囲（time horizon）などの条件を変更することにより結果が大きく変わることがあることから，同一薬効の薬剤を対象とした分析であっても，これらの条件をそろえたもの同士でなければ，結果の相互比較は無意味である．

上記の二点に対応するため，薬剤経済学研究の政策利用を進めている国々では，研究の適正な実施を促し，結果の信頼性を確保し，相互比較を可能とするための研究ガイドラインの作成を行っている．オーストラリアでは1992年8月に世界に先駆けて公的な薬剤経済学研究ガイドラインが公表された．2004年の時点で，表4-2に示す多くの国々において，薬剤経済学の研究ガイドラインが作成されている（Tam TYH & Smith MD, 2004）．

さらに，政策決定に利用する場合の第三の条件として，どのような結果が得られた場合に「費用対効果に優れる（cost-effective）」と判断するか，何らかの判断基準を設定することが必要となる．この場合，一年の（健康な）命の価値を明示的に定めるという困難な課題に直面することとなる．

本章では，薬剤経済学研究の政策利用が進んでいるオーストラリア，カナ

表4-2　薬剤経済学研究ガイドラインが作成されている国（2004年）

オセアニア：
　オーストラリア
　ニュージーランド
東欧：
　ハンガリー
　ポルトガル
　ポーランド
　ロシア連邦
南欧：
　イタリア
　ポルトガル
　スペイン
西欧：
　ベルギー
　フランス
　ドイツ
　オランダ
　スイス
北欧：
　バルト海沿岸諸国
　フィンランド
　アイルランド
　ノルウェー
　スコットランド
　スウェーデン
　イングランド・ウェールズ
北米：
　カナダ
　米国
西アジア：
　イスラエル

ダ,イギリス,ノルウェーの状況について概説する.次に,薬剤経済学の分析結果をいかに解釈すべきかについて検討を行う.最後に,わが国において薬剤経済学研究を実施し政策決定に利用する場合の課題について私見を述べることとする.

第1節 先進諸国における薬剤経済学の活用状況

1 オーストラリア

オーストラリアでは,世界で最初に公的な薬剤経済学研究ガイドラインが作成された.1990年の夏にガイドライン草案が発表された後,1992年8月に正式なガイドラインが発表され,1993年1月より新規に保険適用を希望する新薬および効能追加品について,薬剤経済学資料の提出が義務付けられた.このデータは主に保険償還の可否の判断に利用されるほか,価格決定の参考にもされている.価格決定においては,原則として,既存薬と同様の効果を持つ薬剤には同等の薬価が与えられ,既存薬よりも効果が高いと判断されるものについてはその費用対効果を考慮して相応の薬価が与えられることとなっている.費用対効果が優れないために保険償還を拒否された例がある一方で,従来の方式に比べてより高い薬価が得られた例も報告されている.

なお診断・処置(1997年),ワクチン(1997年),血液製剤(1998年),公衆衛生(1999年)など,薬剤以外の医療技術にも同様の費用対効果に関する基準が導入されてきている.

毎年,80〜100件の提出があるが,このうちの約1/3は再提出である.提出資料を評価する薬剤給付助言委員会(Pharmaceutical Benefits Advisory Committee, PBAC)は約50名の職員を有し,さらに外部委託も行っている.PBACにより給付に肯定的な見解が示された場合に限り,政府は当該薬剤を給付対象にするかどうかを判断する.

研究ガイドラインは1995年11月に改訂され，現行版である第2版が公表された．第2版の概要を表4-3に示した．

研究ガイドラインの導入の目的の一つには，研究の質の確保があげられる．しかし，Hillらは，1994～1997年にPBACに提出された326件の薬剤経済学研究提出資料の研究の質について検討した結果，全提出資料のうち218件（67％）は結果の解釈に際しての重大な問題点を有していたことを報告している（Hill et al., 2000）．このうち31件については複数の問題を有しており，のべ249件の問題点が見出された．問題点の内容は以下の通りである．

1）臨床効果の推計に関する問題
① 無作為化比較臨床試験が存在しない（12件）

パーキンソン病，乳がん，子宮がんの薬剤の分析等においては，無作為化比較臨床試験が存在せず，他のデータ源を用いていた．たとえば，新薬データは症例報告から，既存薬データは比較臨床試験から引用し，組み合わせて使用しているものなどがあった．

なお，抗がん剤投与時の制吐剤，緑内障，喘息，間欠性跛行，細菌性膣炎の分析等においては，提出資料の中では無作為化比較臨床試験の結果を使用との記載があったが，文献検索により見出された臨床試験データとは数値が異なっていた．

② 臨床試験の質に問題（31件）

がん，不眠症，骨粗しょう症，骨関節炎等では，臨床試験そのものに重大な方法論上の問題があった．例えば，少数例で行われたオープン試験の結果に基づいて，副作用の減少を述べているものがあった．

③ 臨床試験の結果の分析と解釈（32件）

サブグループ解析，イベント発生率の補正，データの統計学的統合の方法などが不適切なものがあった．約20％の提出資料ではメタ分析が用いられていたが，糖尿病，骨粗しょう症，HIV感染の3件では，データ統合に問題があった．

精神障害，ピロリ菌除菌等の場合には，実際には重症例や他の治療が無

第4章　薬剤経済学研究の政策決定への利用と研究ガイドライン

表4-3　オーストラリアの研究ガイドラインの概要

発行者

保健省（Commonwealth Department of Human Services and Health）

発行年

1992年8月（初版）
1995年11月（第2版）

ガイドラインの目的

製薬企業が，薬剤給付助言委員会（The Pharmaceutical Benefit Advisory Committee, PBAC）への申請書を準備するためのガイドライン。臨床的効果のデータの提示と最適な経済評価の形式について指示を与える。

分析の立場

無作為化比較臨床試験の結果に基づく予備分析およびモデル分析の両者とも，社会の立場。財務的影響の分析は薬剤予算および政府医療費の立場。

分析手法

費用最小化分析，費用対効果分析，費用対効用分析。

治療法の比較

（同じ治療分野に属する）最も多くの患者に処方された治療法。

費用

直接医療費。間接費用を含めることは推奨しないが，算出した場合は分けて示すこと。「費用マニュアル」（機会費用）が準備されている。代替的にDRGリスト使用可。

アウトカム

予備分析では，比較対照との相対的な臨床効果を最も反映するアウトカム。
モデル分析では，最終アウトカム。選択されたQOL尺度は有効で，信頼でき，個人間の健康状態の相違に対応できるものでなくてはならない。

データ源

比較対照との直接比較のRCTが理想的。RCTまたはメタ分析のデータをもとに，予備分析を実施。

モデル化

①中間アウトカムを最終アウトカムに変換，②治療期間終了後のアウトカムを推定，③治療対象患者と上市後に投与される患者の違いを補正，④他国の資源利用パターンをオーストラリアの状況に補正，⑤治療で観察された資源利用パターンを補正。

時間範囲

モデル分析では，経過観察に適当な期間。

割引（将来費用およびアウトカム）

ベースは年率5％。感度分析は0％を含む。

結果の報告

予備分析：結果は増分比で示す。
　モデル分析：結果は分解様式（資源利用とアウトカムの自然単位，資源利用の金銭単位），合
　　　　　　計様式（資源利用とアウトカム，割引ありとなしで），増分比で示す。

> 感度分析
> 予備分析：両者のアウトカムの差の95％信頼区間で，感度分析。
> 増分費用／効果比の95％信頼区間を示す。（臨床試験をもとにした）予備分析の主なアウトカム変数すべてと，モデルの主な仮定を変化させる。
> 財務的影響
> 薬剤予算および政府医療費に対する財務的影響を推定すること。

出典：*Guidelines for the Pharmaceutical Industry on Preparation of Submission to the Pharmaceutical Benefits Advisory Committee : Including Major Submissions Involving Economic Analysis.* 1995 edition & 1993 Background.

効であった例のみに適用されるにもかかわらず，第一選択薬との位置付けで実施された臨床試験におけるデータをそのまま用いた点が問題と認識された．

がん，喘息，血栓予防，呼吸器感染症等の多くの提出資料では，新薬は比較対照に比べて優れているとの前提で分析が行われていたが，臨床試験では統計学的優位差が示されていなかったり，臨床的意義を認めない差であり，問題と認識された．

④ 中間的効果指標の使用（15件）

中間的指標の使用により信頼性が損なわれている場合があった．例えば，認知症治療薬では社会との関わりではなく中間的指標として認知機能が，ページェット病では症状や障害度ではなく生化学検査値が，良性前立腺肥大症では手術の必要性の減少や腎不全への進展予防ではなく尿流量率や症状スコアが用いられていた．

⑤ 治療の同等性の判断（64件）

治療効果が比較対照と同等であるか，さらに同等とみなされる用量が問題となる場合が多かった．高コレステロール血症，ページェット病，ホルモン補充療法等では，臨床試験の対象が少数であったり観察が短期間であったために，臨床的有意差が観察されなかった可能性が指摘された．用量の同等性の評価に関する臨床試験デザインの問題としては，例えば，一方は複数の用量，一方は単一用量での比較が行われているものがあった．

2）比較対照の選択が不明確あるいは不適切（15件）

オーストラリアの経済評価ガイドラインでは，比較対照として「新規治療によって代替されると最も予想される治療法」を用いるように記載されている．しかし，パーキンソン病，てんかん，感染症，骨粗しょう症などの資料では，比較対照の選択が不透明あるいは不適切であった．比較対照が示されておらず，比較対照データが存在しないものもあった．また，最も高価でありわずかしか使用されていないものが選択されている場合もあった．

3）モデル化の問題

① モデル化の技術的問題（24件）

例としては，時間割引が費用についてのみ行われ効果には行われていないもの，費用と効果が適切に関連付けられていないもの，短期間の臨床試験データから患者の生涯にわたる効果を推計する際の不確実性などがあった．最近の提出資料では，支払い意志法（WTP）や時間得失法（TTO）に基づくモデルがあったが，不適切な質問票デザインやサンプル数が特に問題となった．

② 仮定が実態と乖離（15件）

大きく2つの問題が挙げられた．第一に，骨粗しょう症予防治療，高血圧，高コレステロール血症等の資料では，生物学的に妥当ではなく，比較臨床試験の結果とは合わない効果推計が行われていた．第二に，不確かな臨床データからの「効用値」の算出であり，いくつかの抗がん剤の資料で認められた．

③ 費用に関する不確実性（32件）

不適切ないし不完全な分析のために，便益額や費用削減額が過大推計されているものが見出された．

4）計算ミスにより分析結果が誤り（9件）

増分比の算出方法の誤りや，単純な計算ミスなどが見られている．

これらの結果に対し，Hillらは，経済評価研究はさまざまなデータソース

を複雑に統合して実施する必要があるので，こうしたさまざまな問題点が認められることはむしろ当然であり，分析の詳細を査読者，読者，意思決定者にオープンにすることが重要であるとの見解を示している．

2 カナダの状況

カナダでは，薬剤給付制度の対象となる医薬品リスト（フォーミュラリ）の作成を州ごとに独自に行っている．カナダ医療技術評価調整局（Canadian Coordinating Office for Health Technology Assessment, CCOHTA）は，カナダ各州の公的医療制度に関する施策立案に寄与すべく，1994年から医薬品の臨床効果や費用対効果に関する分析を実施している．CCOHTAは，オンタリオ州独自の研究ガイドラインとは別に研究ガイドラインの作成に着手し，1994年に研究ガイドラインの初版を公表した．1996年には，効用，質調整生存年，支払い意思法，不確実性，メタ分析などの方法論について，若干の修正を行い，第2版を公表した．これに加えて，1996年には原価計算のガイドラインを公表した．表4-4にカナダCCOHTAの研究ガイドライン第2版の概要を示した．

ブリティッシュコロンビア州では，1995年に薬剤経済学評価機関（Pharmacoeconomic Initiative, PI）が設置され，「州の薬剤給付プランにおける一定の財源のもとで，州民が享受する健康便益を最大化する」ことを目的として活動している．製薬企業は新薬の処方集収載を希望する場合には，薬剤経済学資料の提出を義務付けられている．

ブリティッシュコロンビア州で1996年1月～1999年4月に提出された88件のうち，償還可と判断されたものは23件（26.1％）であった．資料における分析手法では，「州財政への影響」を分析したものが29件と最も多かったが，そのうち償還可と判断されたものは2件しかなかった．研究ガイドラインを遵守していたものは24件に過ぎず，このうち償還可と判断されたものは10件（42％）であった．これは，ガイドライン非遵守64件において償還可と判断された13件（20％）に比べて高い割合であった（Anis and Gagnon, 2000）．

第4章 薬剤経済学研究の政策決定への利用と研究ガイドライン

表4-4 カナダの研究ガイドラインの概要

発行者

カナダ医療技術評価調整局（CCOHTA）
（保健省，産業界，学識者との共同作成）

発行年

1994年11月（初版）
1997年11月（第2版）

ガイドラインの目的

分析の利用者に対して標準化され信頼しうる情報を提供するために，分析実施者の補助をする。

分析の立場

社会の立場，財務的影響は州政府の立場。

分析手法

当該薬剤が比較対照と効果の差がない場合は，費用最小化分析。差がある場合は，費用結果分析（cost-consequence analysis, CCA）に加え，費用効果分析，費用効用分析，費用便益分析のうち一つ以上。費用効用分析と費用便益分析が好ましい。

比較対照

現在の治療法（最も利用される治療法または市場シェアで重み付けした現状治療），および最低限の治療法（最も廉価な治療法または無治療）。

費用

当該治療に関連しうるすべての関連費用（直接費用および間接費用）を含めること。「費用計算のためのガイダンス」が準備されている。

アウトカム

効能ではなく効果が理想的。費用効用分析の効果単位は質調整生存年が推奨される。費用便益分析でのアウトカムへの価値付けには仮想市場法が好ましい。

データ源

データ収集は正しく定められた方法に従う。

モデル化

効果データが入手できない場合に使用。モデルの構造と性質を記述する。

時間範囲

すべての関連アウトカムを把握するのに十分な長さが必要。

将来費用およびアウトカムの割引

ベースは年率5％，感度分析に0％，3％を含める。

結果の報告

増分費用効果比を報告。結果は順序だてて，最後に集計様式で示すこと。関連する代替案ごとに，臨床アウトカムの確率樹を記載。

感度分析

不確実性の問題に明瞭に対応する必要がある。モンテカルロシミュレーション等の使用が奨められる。

財務的影響

意思決定によりおもに影響を受ける組織の立場（州政府）での財務分析を実施すべきである。

その他

公平性，移転可能性，スポンサーとの関係の明示について言及。

出典：*Guidelines for Economic Evaluation of Pharmaceuticals.* 2nd edition, 1997.

オンタリオ州では，給付医薬品リストの作成の際に費用対効果を考慮すべく，1991年に州独自の研究ガイドラインの草案を発表し，1994年9月に完成版を公表した．オンタリオ州の薬剤品質・治療委員会（Drug Quality and Therapeutic Committee）では，65歳以上の高齢者に対する薬剤給付プログラムにどの薬剤を含めるべきかを州政府に対して助言している．委員会は10名の医師と2名の薬剤師から構成され，3～5年の任期である．給付プログラムに収載を希望する製薬企業は，臨床効果ならびに経済効果に関するチェックリストを用いて，詳細な申請書類を準備する必要がある．委員会の助言のほとんどが州に受け入れられている．

3 英 国

英国では，保健省と製薬協との合同委員会により1994年5月に「薬剤の経済的評価の実施に関するガイドライン」が発表された．本ガイドラインは非常に簡潔なものであるが，項目については，諸外国の研究ガイドラインで取り扱われた項目をほぼ網羅していた．ヨーク大学の医療経済学者Maynard氏らは，新薬の収載に際して本ガイドラインに基づいた経済評価を義務化すべきであると提言していたが，そのような制度は導入されず，本ガイドラインが実際に活用されることはなかった．

その後，1999年4月に，英国イングランドおよびウェールズの保健省における特別保健機関として，国立最適医療研究所（National Institute for Clinical Excellence, NICE）が設立された．NICEの役割は，「患者，医療提供者，一般住民に対して，現状の『最善の医療』に関する，権威があり，頑健で，信頼できる指針を提供すること」とされている．具体的には，NICEはNHSにおける「根拠に基づく診療」を支援するために，医療技術の評価資料・指針の作成およびその普及を行うことにより，当該医療技術の使用の是非をNHSに推奨する役割を担っている．

なお，NICEは2005年4月に健康増進局（Health Development Agency）と合併し，国立健康最適医療研究所（National Institute for Health and Clinical

Excellence）と改称された．

　NICEでは，次の3種類の指針（ガイダンス）の作成を行っている．
　　1）技術評価：新規医療技術や既存医療技術のNHSにおける利用について
　　2）診療ガイドライン：特定の疾患や病態を有する患者に対するNHSにおける適切な治療やケアについて
　　3）侵襲的処置：診断や治療のために用いられる侵襲的処置が日常的な利用のために十分安全でうまく機能するかどうか

　このうち，「技術評価」については，対象医療技術の「臨床的根拠」と「経済的根拠」の両面について評価が行われる．対象医療技術の選定に当たっては，国内での利用状況にばらつきのある薬剤や医療用具が選ばれる．ばらつきの原因は，地域ごとに処方政策や償還政策が異なるためかもしれず，あるいは，その「価値」についての混乱や不確定性のためかもしれない．NICEの技術評価は，不確定性を解決し，国内における医療へのアクセスを標準化することを目的としている．なお，2002年1月より，NHSはNICEの技術評価で推奨された医薬品や治療を給付することが義務化された．

　2001年に技術評価の方法論に関する指針が公表された．2004年4月に改訂され，経済的根拠に関するより詳細な規定が定められた．指針の概要を表4-5に示した．

　NICEは，2000年4月より2003年3月までに，58件の技術評価指針を公表している．このうち4件は同一課題を対象とした改訂版が作成され，また1件は別の理由で無効となったため，実際には53件が有効となっている．この中で，医薬品や薬物療法を対象とした技術評価指針は38件であり，のべ51種類の適応について推奨・非推奨の判断が示されていた．このうち40種類については，薬剤経済学研究の結果が示されていた．残りについては，費用対効果についてまったく言及されていないものもあったが，臨床効果及びQOL評価が不確かなため，費用対効果に関する信頼性の高い分析が不可能であることを記したもの（技術評価指針 No. 37 "Guidance on the use of rituximab for

第1節　先進諸国における薬剤経済学の活用状況

表4-5　英国の研究ガイドラインの概要

発行者

国立最適医療研究所（National Institute for Clinical Excellence, NICE）

発行年

2001年6月（初版）
2004年4月（第2版）

ガイドラインの目的

NICE の評価プロセスの文脈で医療技術評価の原則と方法の概観を提供する。

分析の立場

費用は，国営医療サービス（National Health Service, NHS）と個人的社会サービス（Personal Social Services, PSS）の立場。アウトカム，患者やその他の人々（主に介護者）へのすべての直接的な健康への影響。

分析手法

費用効用分析

比較対照

NHS で頻繁に使用される代替治療法と比較。

費用

NHS と PSS の管理下にある資源に関する費用。実売価格と定価に乖離がある場合は，定価を基準とする。単価は NHS と PSS における価格を用いる。

アウトカム

質調整生存年を基準とする。
費用効用分析における効用値は，英国の一般集団の価値付けが求められる。EQ-5D が最適。

データ源

アウトカムに関するすべてのエビデンスは系統的レビューから得る。

モデル化

すべての構造上の過程とデータ入力について明確に記載し正当化する。
次の場合，モデル化が必要となる。
①臨床試験参加患者が NHS で当該技術を利用する典型的患者とは異なる。
②健康関連 QOL や生存期間ではなく，中間的アウトカム指標が使われている。
③適切な比較対象が使われていないか，臨床試験が，適切なサブグループに関するエビデンスを含まない
④当該技術の長期的費用と便益が，臨床試験の追跡期間を超える。

時間範囲

医療技術間の費用やアウトカムの差を反映するために十分長い期間

将来の費用およびアウトカムの割引

ベースは，費用と便益を3.5％。感度分析では 0 ～ 6 ％。

結果の報告

増分費用効果比を示す。期待平均結果を算出するための確率論的感度分析を用いる。

感度分析

第4章　薬剤経済学研究の政策決定への利用と研究ガイドライン

定価と実売価格に乖離がある場合は，感度分析を行う．
確率論的感度分析が推奨される．
費用対効果平面に信頼区間を示す楕円と散布図を示すことと，費用対効果受容曲線を示すのが最適である．

財務的影響

NHS および PSS の予算に与える影響を記す．

報告書式

標準報告書式が添付されている．

その他

公平性について研究が進行中である．

出典：*Guide to the Methods of Technology Appraisal.* April, 2004.

recurrent or refractory Stage III or IV follicular non-Hodgkin's lymphoma"）もあった．

　費用対効果について検討が行われた技術評価指針の多くは，当該薬剤を販売する製薬企業に薬剤経済学資料の提出を求めており，報告済の学術論文のレビューとあわせて，既存の薬剤経済学研究を詳細に吟味し，必要な場合には再計算を実施するなどして，独自の分析を実施している．

　例えば，ガイダンス No. 36 "Guidance on the use of etanercept and infliximab for the treatment of rheumatoid arthritis" では，A社は etanercept について16,330ポンド／質調整生存年，B社は infliximab について23,936ポンド／質調整生存年との分析結果を提出していた．しかし，NICE では，臨床効果についてより控えめな推計値を用いるとともに，治療に反応しない患者における障害の進展がより軽度であるとの推計値を用いて再計算を行ったところ，分析結果は27,000〜35,000ポンド／質調整生存年と，費用対効果が悪化する結果となった．

　一方，技術評価指針 No. 34 "Guidance on the use of trastuzumab for the treatment of advanced breast cancer" では，企業の提出した分析では本薬物療法における延命効果や QOL が低く見積もられていることから，提出された分析結果37,500ポンド／質調整生存年よりも実際には良好であるとの評価委員会（Appraisal Committee）の判断が示されている．

4　ノルウェー

　ノルウェーでは2002年1月より，製薬企業が当局に対して新薬の償還を申請する際には，薬剤経済学資料の提出が義務付けられるようになった．薬剤経済学研究ガイドラインは，さまざまな領域の専門家の協力の下でノルウェー医薬庁により作成が行われた．

　1999年11月に発表された研究ガイドラインの草案は，諸外国の研究ガイドラインと大きく変わるところは認められなかった．しかし，2001年発表の現行版では，分析手法として「費用価値分析（cost-value analysis, CVA）」を推奨している点が非常にユニークである．

　費用価値分析とは，ノルウェー国立公衆衛生研究所の医療経済学者 Nord 氏により提唱された分析手法である．その考え方は費用効用分析に類似しているが，健康状態に対応した重み付け値として効用値を用いるのではなく，資源配分に留意した別の重み付け値を用いる点が独特である．

　Nord 氏は，自著の中で費用効用分析の問題点を次のように指摘している（Nord, 2001）．

　「健康状態Aと健康状態Bについて，時間得失法（time trade-off, TTO）によって効用値を求めたとしよう．健康状態Aの患者は，健康状態が完全になるならば寿命を10％減らしても良いと回答し，健康状態Bの患者は，健康状態が完全になるならば寿命を20％減らしても良いと回答したとする．この場合，健康状態Aの効用値は0.9，健康状態Bの効用値は0.8となる．」

　「このとき，費用効用分析の考え方では，健康状態Bを治療して完全な健康状態にすること（＝効用値が0.2改善）は，健康状態Aを治療して完全な健康状態にすること（＝効用値が0.1改善）の2倍の価値がある，と見なすことになる．また，健康状態Bを改善して完全な健康状態とすること（＝効用値が0.2改善）は，救命すること（＝効用値が1.0改善の5分の1の価値と見なすことになる）」

　「しかしこれは，ほとんどの国における資源配分の一般的な考え方にそぐ

表4-6 ノルウェーの研究ガイドラインの概要

発行者
医薬庁（Medicines Agency）

発行年
2002年1月

ガイドラインの目的
償還申請資料に含める薬剤経済分析を準備するための基準。

分析の立場
①社会の立場または医療サービスの立場，②支払い者（国営保険，National Insurance Administration）の立場。

分析手法
費用最小化分析，費用効果分析，費用効用分析，費用価値分析（Cost-Value Analysis, CVA）。手法選択の理由を述べること。費用効用分析には費用価値分析を併用するとよい。

比較対照
最も利用される治療法。最も廉価な治療法および／またはその他適当と考えられる治療法。

費用
薬剤利用に関連するすべての直接費用を含めること。間接費用は直接費用とは分けて報告する。費用計算はノルウェーの状況を反映させる。

アウトカム
効果が理想的。効果研究が利用できない場合は効能。分析手法に関連した効果単位を用いる。

データ源
直接比較の無作為化比較臨床試験が推奨される。疫学研究も有用。メタ分析がしばしば最適。海外データはノルウェーに適用できるかを検討。

モデル化
健康結果や費用が測定不可能または直接測定不可能な場合に有用。判断樹，マルコフモデルなど。モデルの基本となる条件，前提，データを明示すること。

時間範囲
①臨床試験で確認された効果の期間，または，②治療に関連する主な費用および効果のすべてを取り入れる長さ。

将来費用およびアウトカムの割引
　ベースは年率2.5～5％の間のいずれかの値，感度分析では0～8％。

結果の報告
増分費用効果比と統計を報告。

感度分析
すべての主なパラメータには感度分析を行う。一変量解析でもよいが二変量，三変量がさらによい。

出典：*Norwegian guidelines for pharmacoeconomic analysis in connection with applications for reimbursement.* 2000.

わない．医療における優先順位設定では，重症者をより優先させるという考え方が強く働くので，ごく少数の重傷者を救うことの価値は，大勢の軽症者を救うことの価値に等しいと認識される．また，救命処置がごく少数の人に対するものであっても，大勢の重傷者を救うことの価値に等しいと認識されるのである．」

Nord 氏は，このような理由により，薬剤経済学を資源配分に関する政策決定に用いる場合には，費用効用分析のように効用値を用いることは妥当ではなく，以下のように，資源配分を意識した重み付け値を用いるべきであると主張している．

「薬剤経済学研究のおいてこのような問題に対応し，現実の価値判断に近づけるためには，費用対効果分析のように効用値をそのまま用いるのではなく，効用値を上方修正して補正を行う必要がある．たとえば，健康状態Aの効用値0.9を上方修正して価値を0.96，健康状態Bの効用値0.8を上方修正して価値を0.88としてみよう．健康状態Bを治療して完全な健康状態とすること（＝価値が0.12改善）は，健康状態Aを治療して完全な健康状態とすること（価値が0.04改善）の3倍の価値がある，と見なされることとなり，効用値をそのまま用いた場合よりも重症者に対する資源配分がより優先されることとなる．」

「また，健康状態Bを治療して完全な健康状態にすること（＝価値が0.12改善）は，救命すること（＝価値が1.0改善）の8分の1の価値と見なすこととなり，救命に対する資源配分がより優先されることとなる．」

ノルウェーの研究ガイドラインには，Nord 氏の主張が受け入れられ，費用効用分析を実施する際には費用価値分析を併用することを推奨している．

第4章 薬剤経済学研究の政策決定への利用と研究ガイドライン

第2節　薬剤経済学の分析結果の評価

1　増分費用効果比を用いた評価

　費用効果分析ならびに費用効用分析は，複数の薬物療法（たとえば，新薬と既存薬）について，各々の「費用」と「効果」を計算し，比較検討する方法である．なお，費用には，薬剤そのものの価格（薬価）だけではなく，関連する検査費用，副作用の治療費，治療無効の場合の代替治療費，通院費用，など，当該薬物療法に関連して発生するさまざまな費用項目を含める必要がある．

　仮に新薬の価格が高いとしても，新薬の利用により治療日数が短縮されたり副作用の発生が減少するならば，既存薬に比べて逆に費用が安くなる場合もある．このように，新薬の方が効果が高く，なおかつ費用が安いのであれば，新薬のほうが臨床効果の面からも経済的側面からも優れていると結論付けることについては，異論はないだろう．筆者の経験では，アルツハイマー病に対する治療薬（池田ら，2000a）や，消化性潰瘍に対するピロリ菌除菌療法の経済評価（池田ら，2000b）などにおいて，このような結果を得ている．

　しかし実際には，新薬の方が効果は高いが，費用は既存薬を上回ってしまう，という場合が圧倒的に多い．この場合には，新薬を使用することによって必要となる追加分の費用が，新薬で得られる追加分の効果に見合ったものであるかを検討する必要がある．具体的には，「増分費用効果比」（図4-2）を算出し，この値が一定の値よりも小さければ，新薬の使用は効率的である，と解釈することが一般的である（Gold et al, 1996）．

　ところで，費用効果分析における効果指標には，さまざまな指標を用いる

図4-2　新薬と既存薬を比較した場合の増分費用効果比

$$増分費用効果比 = \frac{新薬の費用 - 既存薬の費用}{新薬の効果 - 既存薬の効果}$$

勁草書房 2005年10月の新刊

〒112-0005 東京都文京区水道2-1-1
営業部 03-3814-6861
FAX 03-3814-6854
http://www.keisoshobo.co.jp

入門・医療倫理 I

赤林 朗 編

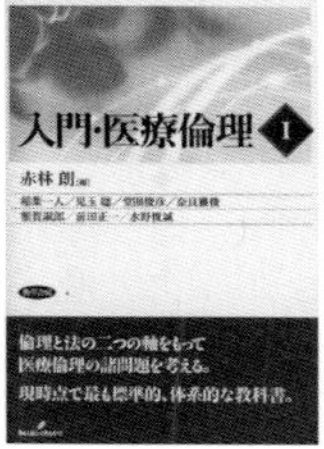

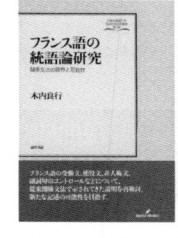

A5判
並製
定価
3400円
ISBN4-326-10157-1

倫理と法の二つの軸をもって医療倫理の諸問題を考える。現時点で最も標準的、体系的な教科書。

フランス語の格体論的研究

A5行著

A5判
上製
定価
4200円
ISBN4-326-04811-5

受動文、使役文、非人称文、副詞句のコントロールなどに関して、従来関係文法やシトロールで示されてきた説明を再検討し、新たな解決法を試みる。

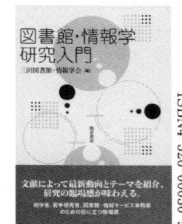

図書館・情報学研究入門

三田図書館・情報学会 編

A5判
並製
定価
2800円
ISBN4-326-00030-9

文献によって最新動向をヒートマップにR、研究の最前線の現場を伝えるシリーズ。

最新動向を文献によって紹介する。研究の特徴、課題、方法を解説。基本文献から展望論文までを網羅。初学者、実務家、研究者のために。

2005年 10月の新刊

民法3 第二版 親族法・相続法

川井健 監修
我妻榮・有泉亨・遠藤浩 著

B6判並製 定価2310円
ISBN4-326-45075-4

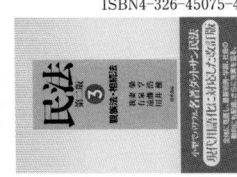

小型でパワフル名著ダットサン。現代語化に伴う民法改正に対応し、さらに充実を図る。全3巻の改由版が完結。

少子高齢化と医療・介護・福祉問題

石本忠義 編著

A5判上製 定価2520円
ISBN4-326-70053-X

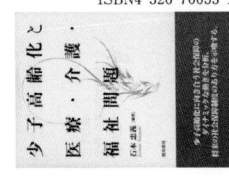

著々と研究をおしすすめかしています。

環境と観光の経済評価 国立公園の維持と管理の

栗山浩一・庄子康 編著

A5判上製 定価3675円
ISBN4-326-50270-3

環境評価の最新手法を解説。実際の自然環境への実証分析から現在の環境政策の制度的問題点を指摘し自然地域管理のあり方を検討。

2005年 10月の重版

お笑いジェンダー論

瀬地山角 著

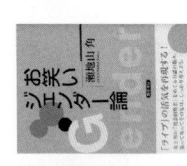

バストとヒゲ、男女のおこづかいの力学など身近な例から性別による抑圧や地位の格差を習得する。

ミクロ経済学 講義・演習 現代経済学のコア

江副憲昭・是枝正啓 編

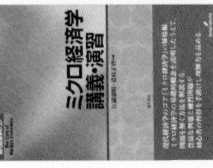

A5判並製 定価3045円
ISBN4-326-54779-0

同シリーズ「ミクロ経済学」の姉妹編。ミクロ経済学の基礎的概念を解説したうえで、問題を解く方法を説明し、理解力を高める。

神を待ちのぞむ 新装版

シモーヌ・ヴェイユ 著
田辺保・杉山毅 訳

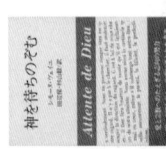

工場生活、スペイン内乱参加での挫折は、彼女を発見へと高めた。

けいそう
勁草書房
http://www.keisoshobo.co.jp

ポピュラー音楽へのまなざし ―売る・読む・楽しむ―

東谷護 編著

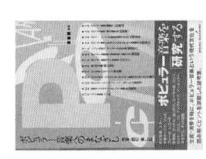

生産・消費を軸に、ポピュラー音楽という現代文化を読み解くヒントを満載した論考集。定義、理論、方法論から分野の全貌までを示す。

四六判上製 定価3360円
ISBN4-326-65280-2 1版6刷

分析哲学の起源 ―言語への転回―

マイケル・ダメット 著
野本和幸ほか 訳

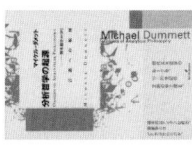

分析哲学の基本的アイデアが何であり、どのように形成されたのかを19-20世紀の哲学の文脈に探る。現象学派との同根性を確認する。

A5判上製 定価4725円
ISBN4-326-10124-5 1版3刷

ウィトゲンシュタインからダメットへ ―言語と認識のダイナミズム―

丹治信春 著

本書のテーマは、知る、考える、疑う等の認識における言語の機能である。クワインの考えをベースに思索を展開。

四六判上製 定価3360円
ISBN4-326-15315-6 1版6刷

科学論の現在

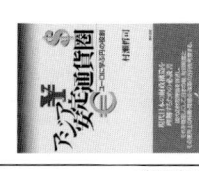

金森修・中島秀人 編著

科学を相対化するための科学論が、どのように社会的意思決定の場に貢献しているか科学論のキーワード・トピックス以降の現代科学論を概説する。

A5判上製 定価3675円
ISBN4-326-10139-3 1版3刷

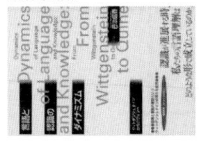

社会科学のリサーチ・デザイン

G・キング、R・O・コヘイン、S・ヴァーバ 著
真渕勝 監訳

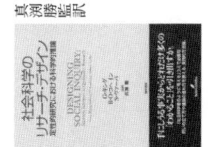

全米で広く用いられている社会科学研究入門として評価の高いKKV。数理モデルと質的記述に通底する思考法を取り出し発展させる。

A5判上製 定価3990円
ISBN4-326-30150-3 1版4刷

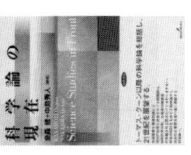

リバタリアニズム読本

森村進 編著

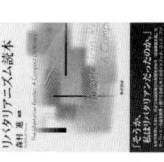

そうか私はリバタリアンだったのかーもはや無視しえない「自由尊重主義」のキーワード・代表作を解説する入門者用の読書案内。

A5判上製 定価2940円
ISBN4-326-10154-7 1版3刷

ゲーム論の基礎

R・J・オーマン 著
丸山徹・立石寛 訳

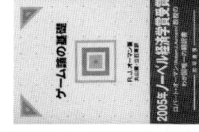

ゲーム理論の世界的権威ロバート・オーマン教授による入門講義録。アメリカの学生達の間で「このコピーが回覧された」幻の名著。

A5判上製 定価3465円
ISBN4-326-93198-1 1版4刷

ユーロの役割に学ぶ安定通貨圏

村瀬哲司 著

ドル、ユーロに振り回されない健全な通貨体制を構築するために何が必要か。アジア独自の社会経済に基づいたアジア通貨圏を提唱。

A5判上製 定価3780円
ISBN4-326-50181-2 1版2刷

表示価格には消費税が含まれております。

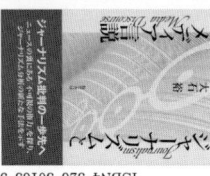

としての美学

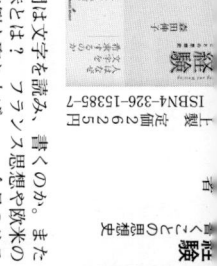

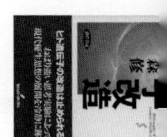

小田部 胤久 著
ブルート/小川・ベイメス 著
阿部 美春 訳人

上製 A5判
定価 3,900円
ISBN4-326-15386-5

美学を再び感覚的認識の理論へと回帰させる力強い思索。私たちは、判断ではなく、現在の経験をどのように捉えたらよいのか。

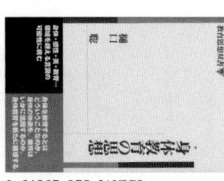

ジャーナリズムとデモクラシー

大石 裕 著

上製 A5判
定価 3,800円
ISBN4-326-30163-5

ジャーナリズム批判の一歩先へ。ニュースの裏にある「見えない権力」をみつめ、新たなジャーナリズム論をつくりあげる。

書くことの社会学 ──読み書きの思想史

上製
定価 2,625円
ISBN4-326-15385-7

なぜ人間は文字を読み、書くのか。また、その意味とは？ フランス思想や欧米の映画の事例を取り上げつつ、今日のリテラシー問題につなぐ。

身体教育の思想

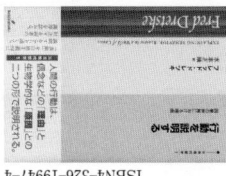

樋口 聡 著

上製 四六判
定価 2,625円
ISBN4-326-29879-0

「体育」という概念とは違う、「身体教育」とは何か。身体が教育と接続され、何が語られることの意味とは？ 身体教育論の新たな構想を示す。

ヒト遺伝子の改造

上製
定価 3,150円
ISBN4-326-15384-9

ヒト遺伝子の改造は果たして止められるのか。ねじれの強い思考実験によって、現代優生思想の展開を冷静に跡づける。

行動を説明する ──行為の理由の理論

フレッド・ドレツキ 著
水本 正晴 訳

上製 四六判
定価 3,570円
ISBN4-326-19947-4

人間の行動は「行為」と見なされ、「理由」によって説明される。自然主義の立場から「理由」概念の役割を解明する、行為論の新しい古典。

表示価格は本体価格です。
この書籍には消費税が加わります。

ことができる．たとえば降圧剤の効果指標としては，拡張期血圧の平均低下値（mmHg），血圧の正常化率（%），生存年（年），質調整生存年（quality-adjusted life year, QALY）などが考えうる．しかし，増分費用効果比が「血圧低下1 mmHg あたり○万円」や「血圧の正常化1%あたり○万円」といったように疾病・病態に特異的でしかも中間的（surrogate）な効果指標を用いて分析がなされたとしても，その値が高いか安いかを判断することは難しい．血圧1 mmHg の低下によって患者の症状や QOL がどのように改善するのか，さらに予後はどのように改善するのか，といった情報がなくては，血圧1 mmHg の低下がいくらに相当するかを価値付けることは不可能である．

一方，費用効果分析の効果指標として生存年を用いた分析の場合には，価値付けの判断は単純である．たとえば，糖尿病のインシュリン通常療法と比較した場合のインシュリン強化療法の増分費用効果比は，1生存年延長あたり$28,661 と報告されている（The Diabetes Control and Complications Trial Research Group, 1996）．もしも，1年分の命の価値が$28,661 よりも高いと判断するのであれば，インシュリン通常療法のかわりにインシュリン強化療法を導入することは経済的効率性の観点からは妥当である，と結論付けることができる．

効果指標として質調整生存年を用いた費用効用分析の場合も同様の考え方となる．同じ研究で，1質調整生存年延長あたり$19,987 との試算結果もあわせて報告されている．1質調整生存年とは「1年分の健康な命の価値」に相当する概念なので，もしも，1年分の命の価値が$19,987 よりも高いと判断するのであれば，インシュリン通常療法のかわりにインシュリン強化療法を導入することは経済的効率性の観点からは妥当である，と結論付けることができる．

2　1年の命の価値

生存年を効果指標とした費用効果分析や，質調整生存年を効果指標とした

費用効用分析が実施され,増分費用効果比が報告されたとしても,「1年の(健康な)命の価値」が設定されていなければ,その医薬品や医療技術を導入することが効率的なのか非効率なのかを判断することができない.それでは,1年の(健康な)命の価値とはいくらに設定すべきものなのだろうか.

最近の医学論文では,1質調整生存年あたり50,000ドルを基準とし,この値よりも良好な結果が得られた場合には「費用対効果に優れる(cost-effective)」と判断していることが多い.しかし,この値は必ずしもコンセンサスを得られているわけではなく,論文によって閾値の設定が異なっているのが実情である.Azimi らは,医学文献データベース Abridged Index Medicus を検索して1990年~1996年の費用効果分析と費用効用分析を収集し,論文中で報告された増分費用生存年比および増分費用質調整生存年比の値と,論文中での解釈との関係について,検討を行っている(Azimi and Welch, 1998).これによると,増分費用生存年比および増分費用質調整生存年比が示された論文は65件収集され,このうち39件では,当該医療技術に対する追加投資を妥当と結論付けていた.この増分費用生存年比や増分費用質調整生存年比は400ドルから166,000ドルの範囲であった.一方,13件では当該医療技術に対する追加投資は妥当ではないと結論付けており,増分費用生存年比や増分費用質調整生存年比は61,500ドルから11,600,000ドルの範囲であった.すなわち,1年の(健康な)命の価値は61,500ドルより安いとする論文もあれば,166,600ドルより高いとする論文も存在している.

具体的な閾値を提案する研究者もいる.1981年に Kaplan らは,さまざまな医療技術の費用効果分析の報告例を調査した結果として,表4-7の基準を提案している(Kaplan et al., 1981).また1992年に Laupacis らは,費用効用分析の結果の解釈について表4-8の基準を提案している(Laupacis et al., 1992).両者は2万ドル・10万ドルと,同じ数値が示されているが,1981年の米ドルと1992年のカナダドルとでは2倍以上の価値の違いがあるので,実際には両者の提案する命の価値付けは大きく異なっていることに留意する必要がある.

第2節　薬剤経済学の分析結果の評価

表4-7　Kaplanらが提唱する費用対効果の閾値

増分費用健康年比が2万ドル未満 　　「現状の基準では費用対効果に優れる」 増分費用健康年比が2〜10万ドル 　　「議論の余地はあるが，現状で多くの例があり妥当ともいえる」 増分費用健康年比が10万ドル以上 　　「他の医療支出との比較の上では疑問」

※健康年（Well-Year）は質調整生存年と同義で用いられている。

表4-8　Laupacisらが提唱する費用対効果の閾値

1．導入・適正利用の確固たる根拠 　新技術が既存技術と同様以上の効果を有し，しかもより安価である。 2．導入・適正利用の強い根拠 　①新技術が既存技術を上回る効果を有し，増分費用効果比は質調整生存年あたり2万ドル未満である。 　②新技術は既存技術を下回る効果だが，増分費用効果比は質調整生存年あたり10万ドル超である。 3．導入・適正利用の中等度の根拠 　①新技術が既存技術を上回る効果を有し，増分費用効果比は質調整生存年あたり2〜10万ドルである。 　②新技術は既存技術を下回る効果だが，増分費用効果比は質調整生存年あたり2〜10万ドルである。 4．導入・適正利用の弱い根拠 　①新技術が既存技術を上回る効果を有し，増分費用効果比は質調整生存年あたり10万ドル超である。 　②新技術は既存技術を下回る効果だが，増分費用効果比は質調整生存年あたり2万ドル未満である。 5．拒否の確固たる根拠 　新技術が既存技術を下回る効果を有し，しかもより高価である。

　薬剤経済学研究を政策決定に利用している国々では，明確な閾値は公表されていないが，薬剤経済学研究の結果と償還可否の判断との関係をみた研究結果がいくつか報告されている．Georgeらは，1991年から1996年6月の間にオーストラリアのPBACに提出された319件の資料における，薬剤経済学研究の状況を報告している（George et al., 2001）．オーストラリアの薬剤経済学研究ガイドラインでは費用便益分析が推奨されていないため，費用便益分析は1件しか提出されていなかった．また，費用対効果の定量的算出が実施されていない「費用効果分析もどき」は86件（27.0％）含まれていた．

第4章　薬剤経済学研究の政策決定への利用と研究ガイドライン

　費用効果分析125件のうち，「生存年」を効果指標とした26件について，表4-9に増分費用生存年比の値の小さい順に並べて示した．11番目の36,450オーストラリアドルよりも低い増分費用生存年比の申請については，1件を除き製薬企業の希望通りの価格で保険収載されていた．一方，12番目以下については，保険収載が拒否されたものが少なくなかった．

　効果指標に「質調整生存年」を用いた費用効用分析9件について，表4-10に増分費用生存年比の値の小さい順に並べて示した．件数が少ないため確かなことはいえないが，8番目の22,282オーストラリアドルよりも低い増分費用質調整生存年比の申請については，1件を除き製薬企業の希望通りの価

表4-9　オーストラリアの提出資料における増分費用生存年比の一覧

番号	増分費用対生存年 （95〜96年オーストラリアドル）	PBACの決定
1	5,050	希望価格通り
2	7,665	希望価格通り
3	8,000	希望価格通り
4	15,915	希望価格通り
5	17,174	希望価格通り
6	17,376	希望価格通り
7	18,130	希望より低い価格
8	20,371	希望価格通り
9	24,531	希望価格通り
10	35,000	希望価格通り
11	36,450	希望価格通り
12	39,083	拒否
13	39,864	拒否
14	39,864	延期
15	39,864	希望価格通り
16	51,420	拒否
17	53,000	希望価格通り
18	58,311	拒否
19	65,523	希望価格通り
20	68,913	希望価格通り
21	78,157	希望より低い価格
22	81,343	拒否
23	90,000	拒否
24	209,674	希望より低い価格
25	212,041	拒否
26	235,200	拒否

第2節 薬剤経済学の分析結果の評価

表4-10 オーストラリアの提出資料における増分費用質調整生存年比の一覧

番号	増分費用対質調整生存年 (95〜96年オーストラリアドル)	PBACの決定
1	4,293	希望価格通り
2	4,800	希望価格通り
3	7,845	希望価格通り
4	9,639	希望価格通り
5	12,010	希望価格通り
6	16,419	希望より低い価格
7	19,428	希望価格通り
8	22,282	希望価格通り
9	122,050	拒否

格で保険収載されていた．

　これらの結果からは，オーストラリアにおいては，増分費用効果比の値と，償還可否や薬価設定の判断に関連はあるが，明確な閾値を設定しているわけではないことが伺える．

　英国NICEにおいても，増分費用効果比の閾値について一定の閾値を定めていない．その理由については「技術評価の方法論の指針」において，表4-11のように記されている．

　Devlinらは，2002年5月までにNICEより発表された39の医療技術指針に記された51の「推奨・非推奨」の判断のうち，増分費用効果比が増分費用生存年比または増分費用質調整生存年比で示された33件について，「推奨・非推奨」の判断結果がどのような変数で説明できるかを検討している．その結果，説明変数として費用対効果だけではなく，不確定性ならびに疾病負担を含めたほうがNICEの判断結果の説明率が改善した（Devlin and Parkin, 2004）．

　実際，表4-12に示すように，増分費用効果比が50,000ポンド／（質調整）生存年を超える3件については非推奨となっているが，増分費用効果比が30,000ポンド／（質調整）生存年を超えるものであっても，技術評価指針において推奨となった医療技術も見られている．

　例えば，技術評価指針 No. 20 "Guidance on the use of Riluzole (Rilutek)

第4章 薬剤経済学研究の政策決定への利用と研究ガイドライン

表4-11 英国NICEの「技術評価の方法ガイド」における
増分費用効果比の閾値に関する記述

6.2.6.7 NHSの一定の財源の下で適切な閾値とは，新規のより高価な医療技術に置き換えるプログラムの機会費用である．しかしながら，この閾値を設定するためにはすべての関連医療プログラムにおける費用と質調整生存年に関する完全な情報を必要とするが，評価委員会はその情報を有していない．さらに，医療財源が変化するとともにこの閾値も時々刻々変化する．閾値の利用は不適切であるが，特定の医療技術の増分費用効果比の予測値を，現在給付されている他の医療技術と比較することは可能であり，委員会にとって妥当な参考値となる．
6.2.6.10 増分費用効果比の予測値が20,000ポンド／質調整生存年未満の場合，NHS資源の効率的利用の観点から当該医療技術を受容するかどうかの判断は，主に費用対効果推計に基づくこととなる．増分費用効果比の予測値が20,000ポンド／質調整生存年超の場合には，その他の要素を考慮することになりやすい．その要素とは次のようなものである． 1．増分費用効果比の算出に関連する不確定性の要素 2．当該医療技術の革新性 3．当該医療技術を受ける病態や患者の特徴 4．より広い社会的費用や便益（当てはまる場合）
6.2.6.11 増分費用効果比の予測値が30,000ポンド／質調整生存年超の場合，これらの要素がより重要となる．委員会の判断の理由と，考慮された要因について，技術評価指針の「考慮」の章に記述されることとなる．

出典：NICE : Guide to the Methods of Technology Appraisal. 2004 より

for the treatment of motor neurone disease" では，RiluzoleのALS投与に関するassessment groupによる推計値は34,000〜43,500ポンド／質調整生存年（中央値：38,750ポンド／質調整生存年）と，30,000ポンドよりも大きい値であったが，結果的にはALS患者への使用が推奨されていた．これは，ALSの治療手段として臨床的に有効性が確立しているのは本剤以外には存在しないことから，費用対効果以外の要素について総合的に勘案して判断を行ったものと考えられる．

カナダでは分析結果と償還可否の判断との関連については報告されていないが，オンタリオ州の薬剤品質・治療委員会の委員を務め，前述の表4-8の基準を提唱したLaupacisは「委員会では費用対効果に関する閾値が明示されているわけではないが，自分の提唱する基準とは異なっているような印象」との見解を示している（Laupacis, 2002）．

第2節 薬剤経済学の分析結果の評価

表 4-12 英国 NICE における評価結果と増分費用効果比（中央値）

指針 No.	内容	増分費用効果比(ポンド)
39	ニコチン代替療法とブプロピオン投与による禁煙	430
28	進行卵巣がんの topecetan 療法	1,000
5（非推奨）	子宮がんスクリーニングにおける細胞診	1,100
38	慢性喘息の5-15歳児への吸入器によるルーチン治療	5,000
3	卵巣がんの taxane 療法	8,271
12	糖タンパク IIb/IIIa 阻害薬	9,250
26a	非小細胞肺がんの docetaxel, paclitaxel, gemcitabine, vinorelbine 療法（一次治療）	9,475
13	注意欠陥過活動性障害（ADHD）のメチルフェニデート（Ritalin, Equasym）療法	12,500
25	膵臓がんの gemcitabine 療法（一次治療）	12,950
26b	非小細胞肺がんの docetaxel, paclitaxel, gemcitabine, vinorelbine 療法（一次治療以外）	14,000
19	アルツハイマー型認知症の donepezil, galantamine, rivastigmine 療法	15,000
30a	乳がんの taxane 療法（二次治療）［再評価］	15,250
6	乳がんの taxane 療法	15,500
30b（非推奨）	乳がんの taxane 療法（一次治療）［再評価］	19,000
34	転移性乳がん患者の HER2 タンパク過剰発現への trastuzumab 療法（単剤）	19,000
15a	成人リスク者への zanamivir 療法	20,400
14	C型肝炎のインターフェロン α-2b, ribavirin 療法	20,500
33a	進行大腸がんの irinotecan, oxaliplatin, raltitrex 療法	22,500
31	肥満症の sibutramine 療法	22,500
35	若年者の特発性関節炎の etanercept 療法	22,500
18a	鼠径ヘルニアの腹腔鏡下手術（再発時）	25,000
4	冠動脈ステント	25,000
11	植込み型除細動器	28,500
33b（非推奨）	進行大腸がんの irinotecan, oxaliplatin, raltitrex 療法	29,000
36	関節リウマチの etanercept, infliximab 療法	31,000
23	脳腫瘍への temozolomide 療法（二次治療）	35,000
34	転移性乳がん患者の HER2 タンパク過剰発現への trastuzumab 療法（paclitaxel との併用）	37,500
15b（非推奨）	成人への zanamivir 療法	38,000
20	運動ニューロン疾患の riluzole 療法	38,750
22	成人肥満症の orlistat 療法	46,000
18b（非推奨）	鼠径ヘルニアの腹腔鏡下手術（初診時）	50,000
27b（非推奨）	変形性関節炎および関節リウマチのシクロオキシゲナーゼ（COX）II 選択的阻害剤（celecoxib, rofecoxib, meloxicam, etodolac）療法（ルーチン療法）	150,000
32（非推奨）	多発性硬化症のβ-インターフェロン, 酢酸グラチラマー療法	187,000

※非推奨との標記のないものについては，「推奨」と判断されたものである．

第3節　わが国への示唆と今後の課題

　わが国においても，薬価算定における薬剤経済学研究の活用可能性が検討されている．中央社会保険医療協議会では，「費用対効果の評価法の確立とその適用のルール」がたびたび検討課題として挙げられ，1992（平成4）年からは，新薬の薬価申請時に参考として「医療経済学的評価資料」の提出が認められている．しかし，現時点では，新薬の価格算定における薬剤経済学研究の取り扱いルールが明文化されておらず，薬剤経済学的に優れた薬剤であることがデータとして提示されたとしても，薬価には反映されていないとの意見もある．

　製薬企業による医療経済学的資料の提出は，1997（平成9）年は41％，1998（平成10）年は50％，1999（平成11）年は31％，2000（平成12）年は23％（H12.12.5収載の1成分を除く）（坂巻ら，2001），2001（平成13）年は29％（H12.12.5収載の1成分を含む），2002（平成14）年は15％（池田，2005）という提出状況であり，資料の提出状況はむしろ後退してきている．この理由としては，資料を提出したとしても必ずしも薬価交渉に有利とはならないと企業が判断したものと推察される．実際，2000（平成12）年12月15日～2002（平成14）年12月6日に薬価収載された新医薬品のうち，類似薬効比較方式で算定された成分について資料提出の有無と加算の状況をみると，資料を提出した成分で加算を受けたものは27％，資料を提出しなかった成分で加算を受けたものは33％と加算を受けた割合に有意差はなく，資料提出の有無が加算に影響を与えているとはいえない結果であった（池田ら，2005）．

　薬剤経済学を政策決定の場面で積極的に活用している国々では，薬剤経済学を保険償還の可否（あるいは国営医療における当該薬剤の使用の適否）の判断に用いていることが一般的である．また，前述のように薬剤経済学研究ガイドラインが作成されている国が多い．さらに，企業が提出したデータを詳細に吟味し，場合によっては再計算を実施している場合もある．

わが国ではこれらの国々とは状況が異なっている．第一に，わが国では薬剤経済学の分析結果を保険償還の可否の判断ではなく価格算定に用いることが検討されている（池田，2002）．企業の希望する薬価で薬剤経済学分析を実施して，費用対効果が劣るという結果が出た場合には費用対効果が良好となるレベルまで価格を下げるよう求めるのか，また，費用対効果が優れるという結果が出た場合には希望通りの薬価で認めるというのが，薬剤経済学研究を薬価算定に活用する場合のもっとも単純な考え方である．いずれにせよ，現在の薬価基準制度と整合のとれるルールを新たに設定する必要がある．

第二に，わが国では公的な薬剤経済学研究ガイドラインが存在していない．薬剤経済学を政策決定において利用する場合には，複数の研究結果の比較可能性を高める必要があり，このためには研究ガイドラインの整備が必要と考えられる（池田，2002）．薬剤経済学研究では，①将来発生する費用の現在価値への割引をどうするか，②健康状態のQOLスコアをどのように推計するか，③どのような費用や健康結果を計算対象とするか（例えば，直接医療費のみを計算対象とするのか，通院費などの直接非医療費も対象とするのか，休業分の罹病費用はどうするのか，といった点），などの設定次第で，分析結果が変化し得る（Pang, 2001）．しかも，どのような設定が正しい，との明確な根拠やコンセンサスが必ずしも存在しない場合もある．例えば，将来発生する費用の現在価値への割引については，国際的なコンセンサスは存在しないことから，恣意的な前提条件が設定されることを避け，研究の比較可能性を高めるために，各国毎に独自に設定された割引率にしたがって分析を行うことを求めている（表4-13）．

第三に，わが国では企業提出資料の詳細な吟味や再計算が実施されていない．費用対効果分析を政策決定に用いる場合には効果指標として中間的指標（surrogate endpoint）よりも生存年や質調整生存年などの最終的指標（final endpoint, true endpoint）を用いることが望ましいと考えられるが，最終的指標が十分捉えられるような長期にわたる臨床試験を実施できる状況は稀であることから，モデリング等を用いて薬物療法の長期予後の予測を行う必要が

第4章 薬剤経済学研究の政策決定への利用と研究ガイドライン

表4-13 各国の経済評価ガイドラインにおける割引率の推奨値

	基 準 値	感度分析 下 限	感度分析 上 限
オンタリオ州	5%	—	—
カナダ(医療技術評価局)	5%	0%と3%	—
デンマーク	指定なし	指定なし	指定なし
オランダ	4%	—	—
フィンランド	5%	0%	—
オーストラリア	5%	3%	8%
米国(ワシントンパネル)	3%(及び5%)	0%	7%
ニュージーランド	10%	0%	指定なし
英国(NICE)	3.5%	0%	6%
ノルウェー	2.5~5%	0%	8%

出典

オンタリオ州:
Guidelines for Economic Analysis of Pharmaceutical Products (1994)
カナダ医療技術評価局:
Guidelines for Economic Evaluation of Pharmaceuticals. 2nd edition (1997)
デンマーク:
Guidelines for Economic Evaluations of Pharmaceuticals (1998)
オランダ:
Guidelines for Pharmacoeconomic Research (1999)
フィンランド:
Guidelines for Preparation of an Account of Health Economic Aspects (1999)
オーストラリア:
Guidelines for the Pharmaceutical Industry on Preparation of Submission to the Pharmaceutical Benefits Advisory Committee : Including Major Submissions Involving Economic Analysis (1995 edition & 1993 Background)
米国ワシントンパネル:
Lipscomb J, Weinstein MC, Torrance GW (1996) "Time Preference," in *Cost-Effectiveness in Health and Medicine*; by Gold MR et al.
ニュージーランド:
Pharmaceutical Management Agency Ltd. (PHARMAC) (1999) *A Prescription for Pharmacoeconomics Analysis*
英国NICE:
Technical Guidance for Manufacturers and Sponsors on Making a Submission to a Technology Appraisal (2001)
ノルウェー:
Norwegian Guide lines for Pharmacoeconomic Analysis in Connection with Applications for Reimbursement (2000)

しばしば生じる．また，病気の自然経過，患者数，費用データ，QOLなどの，分析に必要なすべてのデータが入手可能とは限らず，入手できたとしてもその信頼性に問題がある場合も少なくないため，種々の前提条件や仮定を設定した上で分析を行わざるを得ない場合が少なくない．モデルの構造や条件を変えることによって，結果が大きく変わってしまう可能性がある．わが国において薬剤経済学を政策決定に活用する際には，英国NICEの技術評価指針作成のプロセスにおいて行われているように，企業が提出した資料を詳細に吟味し，必要な場合には再計算を実施するなどして，提出資料の妥当性を検証することが望ましいと考えられる．

　妥当性の高い薬剤経済学研究の分析結果に基づいて，薬剤の価値に見合った価格算定がなされることは，製薬企業にとって臨床的・経済的価値の高い薬剤を開発するインセンティブをもたらしわが国の製薬産業の国際競争力を高めるとともに，医療政策立案のプロセスの透明性を高めるという国民の期待にも応えることとなる．質が高く信憑性のある薬剤経済学研究が実施され，薬価算定等の政策立案に活用するための条件整備を早急に進める必要があると考えられる．薬剤経済学研究を薬価算定に適切に用いるために行うべき対応としては，まず，研究実施サイド（企業ならびに研究者）と研究利用サイド（当局）の双方が納得しうる研究ガイドラインを作成することが必要と考えられる．そして，企業ならびに研究者としては，研究ガイドラインで定められた標準的手法で分析を実施し，標準的な報告様式に従ってデータを提出する必要がある．また，当局としては，分析結果を評価するための増分費用対効果比の閾値設定を行い，薬価算定への利用ルールを確立することが求められる．

　さらに，わが国では，疾病の自然経過や患者数などの疫学データ，臨床試験におけるQOLの測定，費用データの入手など，分析を実施する上での環境整備が遅れていることから，薬剤経済学研究の質を高めるための長期的対応として，専門家の養成，疫学データの整備，外部評価体制の構築，QOL質問票の開発，などについても取り組む必要がある．

第4章 薬剤経済学研究の政策決定への利用と研究ガイドライン

参考文献

Anis AH, Gagnon Y (2000) "Using Economic Evaluations to Make Formulary Coverage Decisions. So Much for Guidelines," *Pharmacoeconomics*. 18 : 55-62.

Azimi NA, Welch HG (1998) "The Effectiveness of Cost-effectiveness Analysis in Containing Costs," *J Gen Intern Med*. 13 : 664-9.

George B, Harris A, Mitchell A (2001) "Cost-effectiveness Analysis and the Consistency of Decision Making : Evidence from Pharmaceutical Reimbursement in Australia (1991 to 1996)," *Pharmacoeconomics*. 19 : 1103-9.

Gold M, Siegel JE, Russell LB et al. eds. (1996) *Cost-effectiveness in Health and Medicine*. Oxford University Press.

Hill SR, Mitchell AS, Henry DA (2000) "Problems with the Interpretation of Pharmacoeconomic Analyses : A Review of Submissions to the Australian Pharmaceutical Benefits Scheme," *JAMA*. 283 : 2116-21.

Kaplan RM, Bush JW (1982) "Health-related Quality of Life Measurement for Evaluation Research and Policy Analysis," *Health Psychol*. 1 : 61-80.

Laupacis A, Feeny D, Detsky AS, et al. (1992) "How Attractive Does A New Technology Have To be to Warrant Adoption and Utilization," *CMAJ*. 146 : 473-81.

Nord E (2001) "Health State Values from Multiattribute Utility Instruments Need Correction," *Ann Med*. 33 : 371-4.

Pang F (2001) "The Generalisability of Economic Evaluation"『薬剤疫学』6(1) : 69-82.

Tam TYH, Smith MD (2004) "Pharmacoeconomic Guidelines Around The World," *ISPOR Connections*. 10 (4): 5-17.

The Diabetes Control and Complications Trial Research Group (1996) "Lifetime Benefits and Costs of Intensive Therapy as Practiced in the Diabetes Control and Complications trial," *JAMA*. 276 : 1409-15.

池田俊也, 山田ゆかり, 池上直己 (2000a)「抗痴呆薬ドネペジルの経済評価」『医療と社会』10(3) : 27-38.

池田俊也, 圭室俊雄, 浅香正博 (2000b) Helicobacter Pylori 除菌3剤併用療法の薬剤経済学的分析」*Helicobacter Research*, 4 : 563-7.

池田俊也 (2001)「薬剤経済学の薬価算定への利用がなぜ進まないのか──薬剤経済学研究ガイドラインの必要性」『社会保険旬報』2145 : 22-28.

池田俊也, 小野塚修二 (2005)「製薬企業における薬剤経済学への取り組み状況──薬価算定時の利用における現状と課題」『医療と社会』14(4) : 145-158.

坂巻弘之他 (2001)「わが国の新薬薬価算定における薬剤経済学資料の現状と政策利用における課題 : 1997～2000年に収載された114品目における日本製薬工業協会加盟会社への調査」『薬剤疫学』6(2) : 83-100.

第5章　臨床経済学のためのモデル分析

小　林　　　慎

第1節　臨床試験と臨床経済学

1　はじめに

　臨床経済学は，複数の治療プログラム間の費用の差，効果の差を定量化し，増分費用対効果比（ICER ; incremental cost-effectiveness ratio）などの指標を用いて，これらの治療プログラム間の優劣関係を評価することを目的としている．したがって臨床経済学においては，分析対象となる治療プログラムの選択と同時に，費用と効果を定量化することが重要な課題となる．

　一口に費用と効果と言っても，これらが網羅する範囲は広く，例えば費用であれば，薬価や診療報酬により計算される直接医療費や，交通費などの直接非医療費，入院などにより損なわれた患者の労働損失など，分析の視点によって含まれる費用の種類は様々である．効果についても，急性疾患の評価では救命数，慢性疾患の評価では質調整生存年（quality-adjusted life years ; QALYs）などが代表的な評価指標として用いられているが，時には質調整生存日（quality-adjusted life days ; QALDs），疾病を避けえた日数（disease free days ; DFDs）などが使用されることもある．

　複数の治療プログラムを対象とした費用対効果分析では，臨床試験の期間中に効能や安全性のデータと同時に，費用に関するデータも収集することにより分析を実施する場合もあるが，多くの臨床経済分析では，疾患の経過と患者の予後を人工的に構築したモデルにより，費用と効果を推計することが

多い．この場合，臨床試験から得られる情報はあくまでもひとつのデータとして扱い，そのほかの情報源から入手したデータと統合して用いられる．

本章では臨床経済学におけるモデルについての概要と，モデルに設定するパラメータの収集方法について述べる．

2　臨床試験と臨床経済学

臨床経済学において複数の治療プログラムを比較する方法には，大きく分けて2つの方法がある．ひとつは臨床試験期間中に薬剤の臨床効果を評価するためのデータを収集する時に，経済性に関するデータ収集も同時に行い，それらの情報によって治療プログラムの経済性の検討を行う方法である．そしてもうひとつが，本章のテーマであるモデルにより臨床経済分析を行う方法である．

臨床試験期間中に，薬剤の薬効・安全性と同時に臨床経済分析のためのデータ（パラメータとしてのデータではなく，アウトカムそのものとしてのデータ）を収集することは非常に科学的な妥当性が高いように思えるかもしれないが，臨床経済分析を目的とする場合にはいくつかの問題点がある．

ひとつは，プロトコルに起因する問題である．臨床試験はバイアスを排除し，複数の治療プログラムを適切に評価するために設計されたプロトコルに従って実施される．そして，試験開始後は，臨床効果や安全性を定期的に観察・記録するため，普段の診療では行わないような頻度や方法で診察や臨床検査などが行われることになる．しかし，臨床経済分析を行う場合に，プロトコルに規定された定期的な臨床検査やそのための外来の費用をそのまま集計してしまっては明らかに費用を過大評価してしまうことになる．

もうひとつの問題は，臨床試験で用いられる薬剤の効能評価の指標が，臨床経済分析を実施する上では必ずしも適当でない場合があることである．例えば降圧薬の第三相臨床試験では，試験終了時の血圧値が最終的な評価指標とされる場合が多い．しかし降圧薬の臨床経済分析を行う場合は，降圧の有無やその程度を評価指標とするのではなく，降圧により患者が実際に避けえ

た虚血性疾患の数，あるいはそれにより延長された生存年数，QALYsなどを評価する必要がある．これらは，長期的に患者を追跡して初めて評価できるものであり，比較的短期間で実施される臨床試験（特に医薬品の製造承認を目的として実施される臨床試験）では十分に把握することは難しい．最近は様々な臨床領域において，大規模かつ長期的な臨床試験が行われるようになってきたが，その多くは海外において実施されているものであり，また患者の余命の延長までを評価し得た臨床試験は非常に少数である．

　臨床試験は薬剤の効能・安全性を検証することを目的に，プロトコルにより様々な制限を与えることにより作られた人工的な実験環境（理想世界）における研究である．しかし，臨床経済分析は，その薬剤が実際に臨床現場（現実世界）で使用された場合の費用対効果を推計することが研究の目的となる．臨床試験で得られるデータは，臨床経済分析においても貴重な情報の一つであるが，それだけでは臨床経済分析のためには十分ではない場合が多い．そこで臨床経済分析では，疾患の経過，治療とそれにより起こりうる結果，患者の予後などを人工的に設計し，さらにその中に様々な確率値や費用などをパラメータとして設定したモデルを構築することにより，複数の治療プログラムに対する費用対効果分析を行うことがしばしば行われる．

　例えば降圧薬の評価を行うのであれば，虚血性疾患やそれによる死亡の発生を予想し，患者あるいは患者群の長期的な生涯予後が推計できるようなモデルを構築する．そのためには，降圧による虚血性疾患発生率や死亡率，虚血性疾患発生時の医療費など，モデルに設定するための多くの情報が必要となるが，一旦モデルが完成すれば，患者の生存年数やQALYs，医療費，虚血性疾患の発生数など様々な有益な情報を推計することが可能となる．

3　モデル分析の長所と短所

　モデル分析では分析対象となる疾患に応じて，分析者自身が自由にモデルを構築することができるため，様々な長所があるが，その半面気をつけなければならない点や短所もある．

第5章 臨床経済学のためのモデル分析

　モデル分析の大きな長所のひとつは，臨床試験期間を超えた長期間の分析であっても，モデルによって将来発生するイベントを推計することにより，分析を実施することができる点である．前述の降圧薬の例では，臨床試験期間を超え，生涯における虚血性心疾患や死亡の発生についての推計をモデル分析により行うことにより，患者の生涯における費用対効果についての検討を行うことが可能になる（図5-1）．

　また，モデル分析では，ひとつの情報源から得られた情報だけではなく，様々な情報源から得られたデータをパラメータとして利用することができる．臨床試験は重要な情報源のひとつであるが，そのほか，観察研究，公的発表資料，患者へのアンケート調査，専門医の意見など様々な情報源からのデータを活用することができる．

　さらにこれらのパラメータを変化させることにより，そのパラメータが結果に与える影響の大きさを検証することができることもモデル分析の長所のひとつである．これは感度分析（sensitivity analysis）と呼ばれており，モデル分析により得られた結論の頑健性（robustness）を検証するためにモデル分析では必須の作業であるが，実は感度分析を活用することにより様々な有益な情報を得ることもできる．例えば承認前の薬剤の評価を行う場合，モデル分析では感度分析によって，比較対照薬の総費用を上回らないような薬価の閾値をシミュレーションすることができる（図5-2）．また，分析対象の薬剤の効果が明らかではない場合には，予想される薬剤の効果と薬価を同時に変化させた2元感度分析により，効果と薬価の組み合わせによる費用対効果を予想することができる（図5-3）．

　さらに，モデルが疾患の構造（疾患，治療の流れと患者の健康結果）を視覚的に明らかにしてくれることもモデル（分析）の長所のひとつである．

　モデル分析は多くの場合，モデル構築のプロセスそのものが試行錯誤の繰り返しである．完成と思われたモデルが，専門医との議論によりさらに変わっていくことはしばしばあるが，そうした議論の繰り返しによりモデルの品質は向上していく．モデルや臨床経済学の専門知識を持たない医師らと，こ

第1節　臨床試験と臨床経済学

図5-1　臨床試験とモデルによるシミュレーション

臨床試験期間における効能・安全性だけが監察される。

臨床試験期間を超えた時間範囲での推計が可能
◆長期的な予後の推計
　―生存率
　―イベント（心筋梗塞など）発生数
◆生涯医療費推計
◆感度分析

縦軸：生存率
横軸：時間
区分：臨床試験／モデルによるシミュレーション

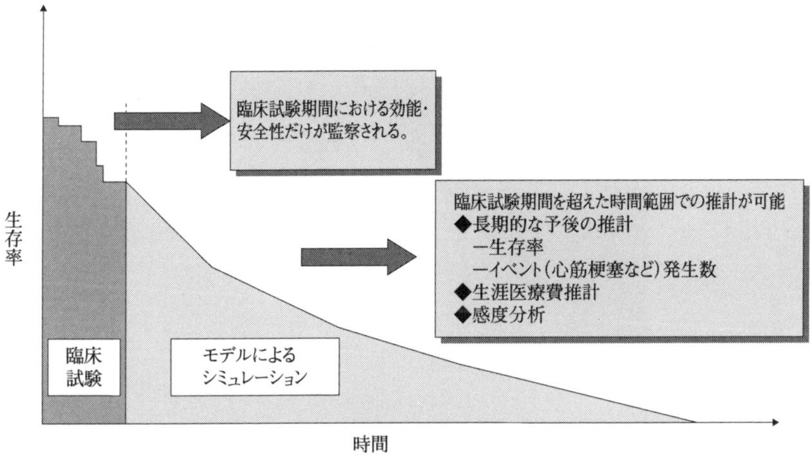

図5-2　一元感度分析の例
薬価（cDrugA）の一元感度分析結果

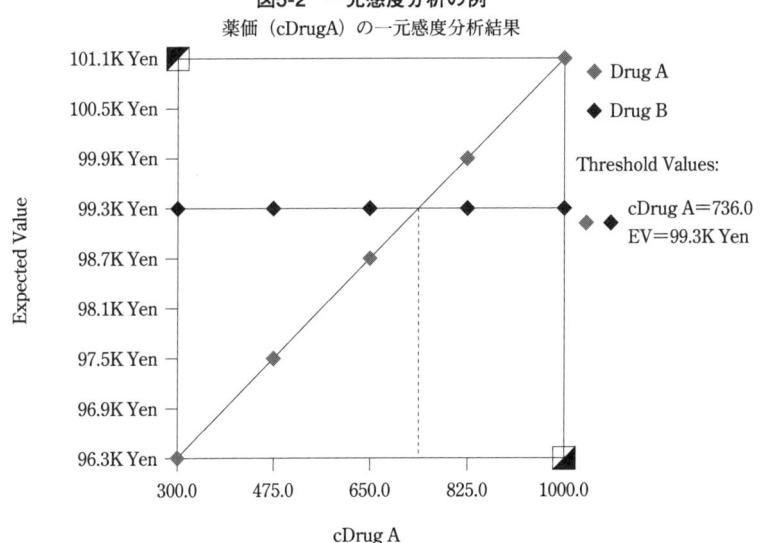

Drug A
Drug B

Threshold Values:
cDrug A＝736.0
EV＝99.3K Yen

縦軸：Expected Value（96.3K Yen～101.1K Yen）
横軸：cDrug A（300.0～1000.0）

薬剤Aの薬価（cDrugA）が増加するのに比例して、薬剤Aの期待費用（expected value）も増加する。cDrugAが736円の時に薬剤Bの期待費用と交わり、それ以上の薬価では、薬剤Aの期待費用の方が薬剤Bよりも大きくなる。

第5章　臨床経済学のためのモデル分析

図5-3　薬価と有効率の二元感度分析の例
薬価（cDrugA）と治癒率（pCureA）の
二元感度分析結果

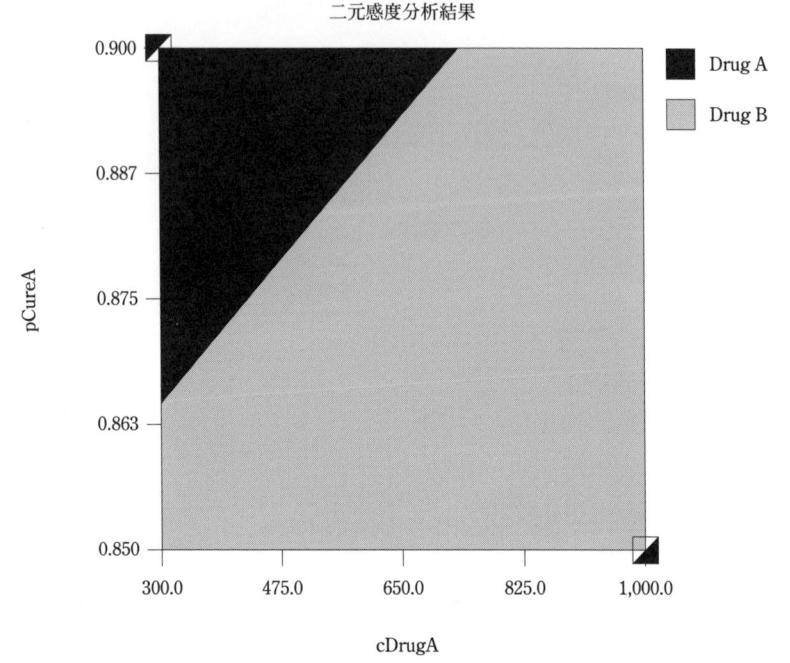

ブルーの領域の薬価と治癒率の組み合わせでは薬剤Aの期待医療費が優れており、グレーの領域では薬剤Bが優れている。例えば、この二元感度分析結果が期待医療費に対するものであれば、薬剤Aの薬価400円で治癒率が90％であれば、薬剤Aの期待医療費の方が薬剤Bのそれよりも小さくなる。反対に、薬剤Aの薬価が700円で治癒率が86％であれば、薬剤Bの期待医療費が小さくなる。

のような議論が可能になるのは，モデルが疾患の流れを視覚的に表現しており，専門的な知識がなくても構造を直感的に理解しやすい仕組みになっているからである．そのためモデルは様々な議論のたたき台として活用することもできる．例えば診療ガイドラインやクリティカルパスなどの検討にはモデルは非常に有用なツールとなるであろう．

以上のようにモデル分析には様々な長所があるが，その反面気をつけなければならない点もいくつかある．

1つ目はモデルの構造についてである．モデルは分析者が自由に構築でき

るが，その構造の妥当性は，分析結果の妥当性に直接大きく影響してくるために非常に重要である．モデルの構造が妥当なものであるかどうかは，構築されたモデルが，疾患と予後の流れと患者の健康結果について，簡潔にかつ重要な事象を漏れなく把握しているかが評価のポイントとなる．ただし，起こりうるすべての事象をモデルに組み入れることが必要ということではない．モデルとは複雑な疾患と治療の流れと予後を簡略化したものであり，治療の過程で起こりうるすべての出来事を反映しているわけではなく，分析目的やその事象の相対的な重要度によって取捨選択することが必要となる．例えば，ある薬剤の副作用の発生をモデルに反映させるかどうかを検討する場合に，その副作用の発生率が小さく，また副作用による患者の健康結果がそれほど重大でない（したがってそのための治療や治療薬の投与中止などは起きない）場合，その副作用の発生は，モデルには反映しないことが多い．それは仮にその副作用をモデルに反映したとしても，費用対効果の観点からは結果に与える影響力は小さいと考えられるからである．仮にモデルに反映するとすれば，その副作用の発生率やそれに対する治療コストを推計してモデルに設定しなければならないが，そのためには追加的な調査時間や費用が必要となり，またモデルの構造も複雑化する．モデルに反映しても結果に大きな影響を与えないことが明らかであるならば，その反映のために貴重な時間を費やすことはあまり「cost-effective」なやり方ではない．

　2つ目に注意するべき点は，モデルに設定するパラメータの値についてである．モデル分析では通常様々な情報源から得られたデータをモデルに設定するが，それらのデータが，分析の目的・対象について妥当であるかどうかは十分に検討する必要がある．例えば胃潰瘍患者に対する薬剤Aと薬剤Bの2つの薬剤の費用対効果分析のためのモデルを考える．モデルでは，胃潰瘍患者に対する初期治療の治癒率を設定する必要があるが，入手できた文献では，胃潰瘍患者に対する初期治療として薬剤Aの治癒率は12週間目の治癒率が，薬剤Bは16週目の治癒率が報告されていたとすると，これらの治癒率をそのままモデルで使ってしまってもよいものであろうか．別の例では，薬剤

第5章 臨床経済学のためのモデル分析

Aの治癒率は初発胃潰瘍の患者を対象とした臨床試験の結果であったが，薬剤Bの治癒率は再発を繰り返す患者を対象とした臨床試験から得られた結果であった場合はどうだろうか．前者の例は，入手できたデータの対象期間の問題であり，それは数学的に対処する方法もある（第5節を参照のこと）．後者は患者背景の問題であり，例えば再発を繰り返す患者に対する治癒率は，初回胃潰瘍患者の治癒率よりもX倍高いということを示すもうひとつのデータがあれば，モデルで使用することができるかもしれない．いずれの場合も，選択する方針によって結果が大きく変わる可能性があるため，データの扱いには最大限の注意を払う必要がある．

3つ目に注意する点は，モデル分析による結果の妥当性をどのように担保するかという点である．臨床試験の試験期間を超えた時間範囲の患者の長期的な予後を推計できることがモデルの長所であると述べたが，その反面，シミュレーション結果の妥当性を証明することは難しい．もしも分析対象疾患に関係する長期的な疫学データなどが発表されていれば，それらと分析結果を比較してみるのは有用な方法である．直接関係しない結果でも，複数の報告を組み合わせて推計することによりある程度の推計ができる場合がある．

しかしそもそも長期的な検討が困難な場合にモデル分析が実施されることが多いわけであるから，常にこのような検証データが入手できるとは限らない．そのような場合には，様々な条件を考慮した複数のシミュレーションを行うことにより，ある程度対応することができる．例えば，慢性疾患に対する薬剤の評価であれば，薬剤の効果を，その薬剤を飲み続ける限り有効とした場合のシミュレーションだけではなく，臨床試験で確認されている期間は有効だがその後は減衰していく，あるいは臨床試験期間を超えた時間範囲における薬剤の効果はないものとする，などのような設定による分析を別途実施するのである．これらの設定は分析対象の薬剤にとってはかなり不利な状況であるが，そのような状況であっても薬剤の費用対効果の優位性が変わらないのであれば，分析結果の頑健性はかなり強いと言えるだろう．この方法は通常はモデルに設定されたパラメータに対して実施される感度分析をモデ

ル構造に適応した方法である．この方法は，分析結果の数値的な正しさを担保するものではないが，費用対効果分析の第一の目的が複数の治療プログラムの優劣判断であることを考えれば有用な方法であると言えるだろう．

4 モデルの種類

臨床経済学に用いられるモデルには様々なものがあるが，代表的なものはディシジョンツリー（decision tree）とマルコフモデル（Markov model）である．ディシジョンツリーは決断樹，判断樹と邦訳されることが多いが，本章ではディシジョンツリーと呼ぶ．

ディシジョンツリーは，ある疾患において想定されるストーリー（シナリオ）をツリーの形で示したものである（図5-4）．ディシジョンツリーの構成は非常にシンプルであり，左端の四角で示されたディシジョンノード，丸印で示されたチャンスノード，右端の三角の印で示されたターミナルノードと，それぞれのノードを結ぶ枝によって構成されている．

各チャンスノードから派生する枝は，その時点で不確実性を伴って起こりうる事柄を現しており，派生したそれぞれの枝には確率値が設定されている．右端のターミナルノードは，そのディシジョンツリーで考慮されるいくつか

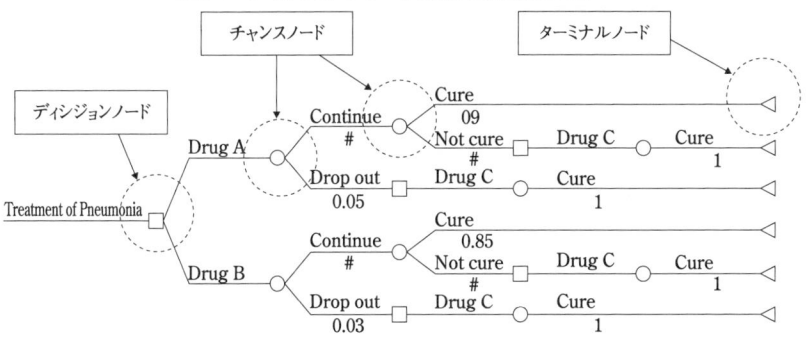

図5-4 ディシジョンツリーの例（肺炎治療モデル）

```
                  チャンスノード              ターミナルノード

                              Cure
                    Continue  0.9
ディシジョンノード    Drug A    #    Not cure  Drug C    Cure
                                   #                    1
  Treatment of Pneumonia  Drop out  Drug C    Cure
                          0.05                 1
                                   Cure
                          Continue 0.85
                    Drug B   #    Not cure  Drug C    Cure
                                  #                    1
                          Drop out  Drug C    Cure
                          0.03                 1
```

肺炎に対する薬剤A（DrugA）と薬剤B（DrugB）の比較のために仮想的なディシジョンツリーである。両治療プログラムとも、初期治療から脱落（Drop out）せずに継続投与可能であった場合に治癒判定が行われ、未治癒の場合は薬剤C（DrugC）に切替えられその後全例治癒すると仮定している。

のシナリオのひとつの終わりを示している．ターミナルノードにはそのシナリオが実現した場合に起こりうる費用や健康結果（その分析で評価する対象）などが設定されており，このターミナルノードに設定された値をチャンスノードから派生した枝の確率値で後ろ向き（左向き）に加重平均していき，分析対象薬剤を用いた場合の費用や健康結果の期待値を求める．ディジョンツリーは急性疾患に関わる薬剤の評価に用いられることが多い．

マルコフモデルは，疾患の流れ，あるいは患者の病態をいくつかのステージに分類し，そのステージ間を一定の確率（推移確率）で患者が移動していくと考えるモデルである．図5‐5にC型肝炎のマルコフモデルの例を示した（飯野他，1998）．このマルコフモデルでは，C型肝炎の予後を，「無症候性キャリア」から「肝硬変」「肝癌」を経て「死亡」に至るまでの7つのステージに分類し，それぞれのステージ間に推移確率（ここでは5年間の推移確率）を設定している．マルコフモデルの計算方法には，コホート単位で計算を行う方法（コホートシミュレーション）と，一人の患者のシミュレーションを何回も繰り返す方法（モンテカルロシミュレーション）の2つの方法がある．例えばコホートシミュレーションでは，分析開始時に，「無症候性キャリア」のステージに存在した1,000人のコホートが，時間の経過と共にどのように他のステージに分布していくかを計算することにより，費用や健康結果の推計を行う．ディジョンツリーが急性疾患の分析に用いられることが多いのに対して，マルコフモデルは慢性疾患のモデルに用いられることが多い．

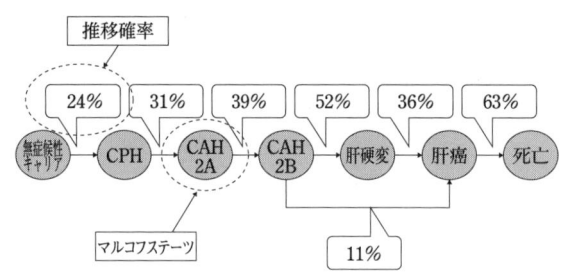

図5-5　マルコフモデルの例（C型肝炎状態推移図）

マルコフモデルによるC型肝炎の状態推移図である．吹き出し中に示されている推移確率は，5年毎の数値を示している．

第2節 ディシジョンツリー

1 ディシジョンツリーの構造

　ディシジョンツリーは，疾患と治療の流れをツリーの形で示したものである．ディシジョンツリーの構成は非常にシンプルであり，左端の四角で示されたディシジョンノード，丸印で示されたチャンスノード，右端の三角の印で示されたターミナルノードと，それぞれのノードを結ぶ枝によって構成されている．

　図5-6に非常に簡単なディシジョンツリーの例を示した．四角のマークで示されるディシジョンノードは，その時点でなんらかの選択（判断）が行われることを示す．ディシジョンツリーの目的は，複数の治療プログラムの中から最も望ましいものを選択することであるので，ディシジョンノードは通常ディシジョンツリーの最初にあり，そこから派生している枝がそのツリ

図5-6　ディシジョン・ツリーの構造

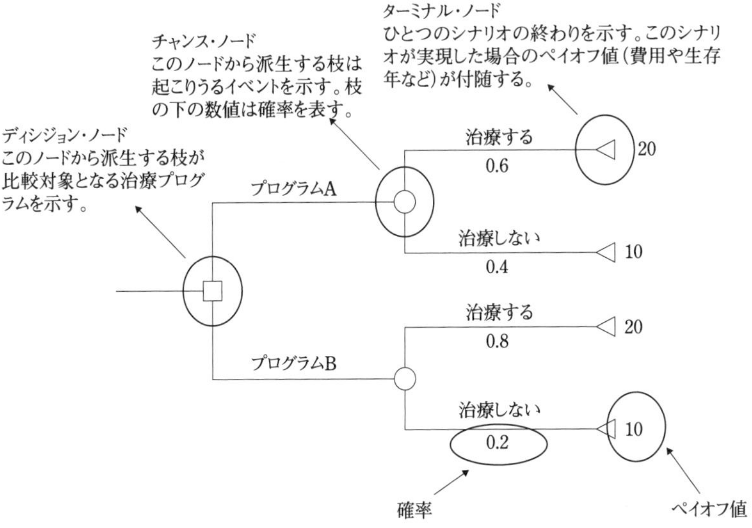

ーで検討される選択肢となる．丸印で示されているのがチャンスノードであり，そこから派生している枝は不確実性を伴って起こりうることがらを示す．図5-6のディシジョンツリーではプログラムA，あるいはBのあとに「治癒する」，あるいは「治癒しない」，の2つの事象が起こりうることを示している．チャンスノードから派生している各枝の下には数字が表示されているが，この数字はチャンスノードから派生する各枝が示す事象が起こる確率を示している．つまりプログラムAにより治癒する確率は60％，プログラムBにより治癒する確率は80％であることを示している．ツリーの右端に位置する三角のマークはターミナルノードと呼ばれ，そのツリーで表現されるひとつのストーリー（シナリオ）の終わりを意味する．例えば図5-6のディシジョンツリーのターミナルノードは上から順に，「プログラムAにより治療を行い，治癒する（シナリオ1）」，「プログラムAにより治療を行い，治癒しない（シナリオ2）」，「プログラムBにより治療を行い，治癒する（シナリオ3）」，「プログラムBにより治療を行い，治癒しない（シナリオ4）」という4つのシナリオの終わりを意味している．ターミナルノードはディシジョンツリーで表現される各シナリオの単位であると言えるが，ターミナルノードではそのシナリオが実現した場合にどのような結果になるかを表すペイオフ値（payoff value）が設定される．ペイオフ値とは，そのシナリオが実現した場合の総医療費，あるいは生存年数といった治療プログラム間の優劣判断を行うための評価指標となる値である．図5-6のツリーの例ではペイオフ値を生存年としており，治療A，Bに関わらず，治癒した場合の生存年を20年，治癒しない場合の生存年を10年としている．

ディシジョンツリーによる計算は非常に簡単である．ターミナルノードに付随するペイオフ値をチャンスノードに付随する確率で加重平均したもの（期待値）を足し合わせながら後ろ向き（左向き）に計算してゆき，最終的に各選択肢のどの期待値が大きいか，あるいは小さいかによって選択肢の優劣を判断する．この計算はあたかもペイオフ値に確率値を掛け合わせながら，

右側から左側へ巻き戻していくような手順になることから，ロールバック計算と呼ばれる．例えば図5-6のツリーではプログラムA，Bの生存年はそれぞれ20年×0.6+10年×0.4=16年，20年×0.8+10年×0.2=18年となり，生存年という観点からはプログラムBを選択するという決定（decision）が合理的であると考えられる

ところで，ディシジョンツリーに限らず，多くのモデルでは「期待値（expected value）」という概念が用いられる．これは「確率的に期待される値」という意味であり，上の計算で算出された生存年16年，18年は期待値であり，「確率的に期待される生存年」，つまり期待生存年ということになる．同様に費用の場合は期待費用と呼ばれる．ディシジョンツリーとはペイオフ値の期待値計算により複数の治療プログラムを比較検討する手法であると言える．ちなみに，死亡率の期待値は期待死亡率ということになるが，字面からはあたかも死亡を望むようなイメージがあるため時々このような記述が嫌がられることがあるが，そのような議論はまったくナンセンスである．

2　ディシジョンツリーを使った分析例

現実の分析対象となる問題は図5-6のように単純ではなく，多くのチャンスノード（時にはディシジョンノード）により構成されることが普通である．分析対象となる疾患，治療，予後の流れが複雑になるにしたがって，チャンスノードの数が増えてゆき，ディシジョンツリーはどんどん大きくなっていく．しかしどんなにツリーが大きくなっても計算量が多くなるだけで，計算方法は図5-6のツリーの場合と本質的に変わらない．

図5-7は，薬剤経済学の専門誌，Pharmacoeconomics誌で2000年に発表されたオーストラリアにおけるインフルエンザ治療薬，zanamivir（リレンザ）の費用対効果分析において使用されたディシジョンツリーである（Mauskopf et al., 2000）．

まず分析の前提条件であるが，zanamivir療法は，発熱などのインフルエンザ症状の寛解までの期間を従来療法の8.25日に比べ，5.00日と，3.25日短

縮することが可能であるとされている．ただし zanamivir は，発熱などのインフルエンザの症状が現れた後36時間以内に投与しなければならない．また，インフルエンザと思われ治療された患者のうち，30%は実はインフルエンザではなく，単なるインフルエンザ様疾患（influenza like illness：ILI）であると仮定している．医療費の計算はオーストラリアにおける医療制度に従い設定されている．

　次にディシジョンツリーの構造をみていきたい．ディシジョンノードから派生する枝は，この分析で比較する治療方法を示している．この分析では，インフルエンザ症状が発現して36時間以内に受診した患者を対象に分析を実施しており，比較する治療方法は zanamivir を用いた治療（zanamivir 療法）と，解熱剤などによる従来療法である．それぞれの治療方法における治療開始後のツリーの構造は同じである．

　1つ目のチャンスノード（a, d）は受診した患者が本当にインフルエンザに罹患しているのか，あるいは単に ILI なのか，に関する不確実性についてのノードである．このツリーではインフルエンザである確率が70%，ILI の

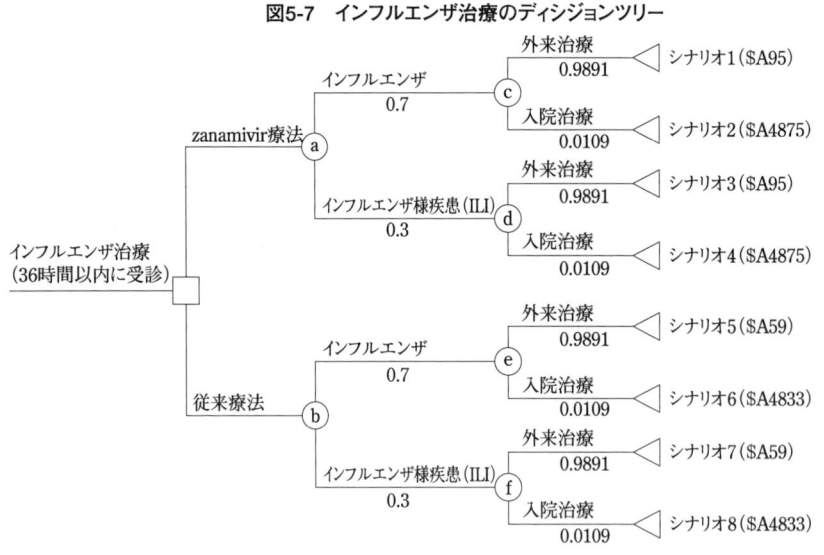

図5-7　インフルエンザ治療のディシジョンツリー

確率が30%であると設定されている．2つ目のチャンスノードはインフルエンザ，あるいは ILI において選択されうる治療方法が示されている（b, c, e, f）．すなわち，外来治療，あるいは症状が重篤なため入院治療が実施されるかどうかの不確実性についてのノードである．このチャンスノードのあとにターミナルノードがついており，このディシジョンツリーにおけるそれぞれのシナリオの終わりを示している．

ターミナルノードは全部で8個あるが，それはこのディシジョンツリーに8個のシナリオがあることを示している．

- シナリオ1：zanamivir により治療を開始する．患者は実際にインフルエンザに罹患しており，外来治療を行う．
- シナリオ2：zanamivir により治療を開始する．患者は実際にインフルエンザに罹患しており，入院治療を行う．
- シナリオ3：zanamivir により治療を開始する．患者はインフルエンザに罹患しておらず（ILI），外来治療を行う．
- シナリオ4：zanamivir により治療を開始する．患者はインフルエンザに罹患しておらず（ILI），入院治療を行う．
- シナリオ5：従来療法により治療を開始する．患者は実際にインフルエンザに罹患しており，外来治療を行う．
- シナリオ6：従来療法により治療を開始する．患者は実際にインフルエンザに罹患しており，入院治療を行う．
- シナリオ7：従来療法により治療を開始する．患者はインフルエンザに罹患しておらず（ILI），外来治療を行う．
- シナリオ8：従来療法により治療を開始する．患者はインフルエンザに罹患しておらず（ILI），入院治療を行う．

この分析は費用対効果分析であるため，各シナリオにはそのシナリオが実現した場合に発生する医療費と，質で調整した生存日（QALD: quality adjusted life days)および症状寛解までの日数がペイオフ値として設定されるが,ここでは費用のみを考えることにする.

図5-7に示されているペイオフ値は論文で報告されているパラメータを基に筆者が各シナリオのペイオフ値を計算したものである.これにより各治療方法の期待費用を求める(インフルエンザ及びILIの外来治療、入院治療の医療費は同じとしている).

まず,インフルエンザだった場合の期待費用と,ILIだった場合の期待費用をそれぞれ求める.

zanamivir療法の場合

インフルエンザ:$A95×0.9891+$A4,875×0.0109=$A147

非インフルエンザ(ILI):$A95×0.9891+$A4,875×0.0109=$A147

従来療法の場合

インフルエンザ:$A59×0.9891+$A4,833×0.0109=$A112

非インフルエンザ(ILI):$A59×0.9891+$A4,833×0.0109=$A112

以上の期待費用は,順にb,c,e,fのチャンスノードにおける期待費用に等しい.各療法における2つの枝はペイオフ値と確率が同じなので期待費用も同じとなる.次にこの期待費用を基に,zanamivir療法と従来療法の期待費用を求めると下記にように計算される.

zanamivir療法:$A147×0.7+$A147×0.3=$A147

従来療法:$A112×0.7+$A112×0.3=$A112

以上の期待費用は,順にa,dのチャンスノードにおける期待費用に等しい.

3　感度分析

　ところでこの分析モデルでは，臨床試験や疫学調査などの結果から推計した確率や費用などのパラメータに基づき期待値計算が実施されている．しかし現実的には，これらの値にも不確実性があり，さまざまな値をとりうる．分析に使用したパラメータの値を少し変化させるだけで，治療プログラム間の優劣関係が変わってしまうようでは，その分析結果の頑健性は弱いと考えなければならない．分析モデルに使用するパラメータは，可能な限り正確な値を用いることが望ましいが，特に確率値は絶対正しいと言える値を入手すること自体がそもそも困難であるので，モデル分析ではデータの正確性よりも，むしろその不確実性をどのように扱うかが重要である．このようなパラメータ（あるいはモデル構造）の不確実性に対する検証が感度分析である．感度分析では基本値として設定した値の±50％増減値や95％信頼区間の上限値，下限値を使用して，各パラメータを変化させた場合の結果の変動を見る（一元感度分析や二元感度分析）方法と，モンテカルロシミュレーションなどの確率的感度分析（probabilistic sensitivity analysis：PSA）がある．一元感度分析や二元感度分析は，現実的に十分と思われる範囲でパラメータを変化させ，分析対象のプログラム間の優劣関係に逆転がないかを見る．PSAについては後述する．

　zanamivir療法の基本分析では従来療法よりもzanamivir療法の期待医療費のほうが大きいという結果になったが，このzanamivir療法の期待医療費は入院率の低下に従って小さくなることが予想されるので，入院率をどんどん下げていくと両群の期待医療費の大小が逆転する値があるかもしれない．この論文では入院率の95％信頼区間などは提供されていないので，現在の入院率（1.09％）から入院率0％まで変化させた感度分析を実施した（図5-8）（ただしこれは論文で発表されている感度分析結果ではなく，論文の記述を基に筆者が再構築したディシジョンツリーを使って計算したものである）．一元感度分析の結果，入院率の低下に従い，zanamivir療法の期待医療費も低下し，

両群の医療費の大小関係が逆転する入院率は0.337%であった．つまりzanamivir療法の入院率が0.337%未満であれば従来療法よりも期待医療費が小さくなることを示している．

第3節　マルコフモデル

1　マルコフモデルの基礎

　ディシジョンツリーの大きさは，チャンスノードの数に比例してどんどん大きくなってゆき，それに従い多くの計算が必要になっていく．ここであるシンプルな事例を考えていただきたい．

（例　題）
　ある健康な人がとりうる状況を，生存しているか（健康），なんらかの疾患に罹患するか（病態1），それとも死亡するか（死亡），の3つと考え，この人の10年間における期待生存年を求める．疾患の罹患率，および死亡率は毎年一定と考える．またある疾患に罹患した場合は，再び健康になることはなく，翌年も罹患した状態（病態1）か死亡かのどちらかであると考える．

　この問題をディシジョンツリーにすると図5-9のようになる．健康な人が翌年とりうる状況は「健康」，「病態1」，「死亡」の3つである（ツリーa）．「病態1」の人が翌年とりうる状況は「病態1」，「死亡」の2つである（ツリーb）．このような設定で10年間におけるディシジョンツリーを構築すると，図5-9（2）のようなツリーになる．図5-9（2）のツリーは，ツリーaとツリーbの繰り返しであり，構造は非常に単純なのだが，10年分のツリーが連続してつながるとなると，ツリーは非常に大きくなり，それに比例して計算も複雑になる．

　しかしこのディシジョンツリーは，繰り返し現れる「健康」，「病態1」な

第 3 節　マルコフモデル

図5-8　感度分析結果（zanamivir入院率）

Sensitivity Analysis on
probability of hospitalization for zanamivir treatment

Expected Value（縦軸：$A95.0 ～ $A151.0）
横軸：probability of hospitalizaiton for zanamivir treatment（0.00000 ～ 0.01090）

◆ Zanamivir treatment
◆ Current treatment

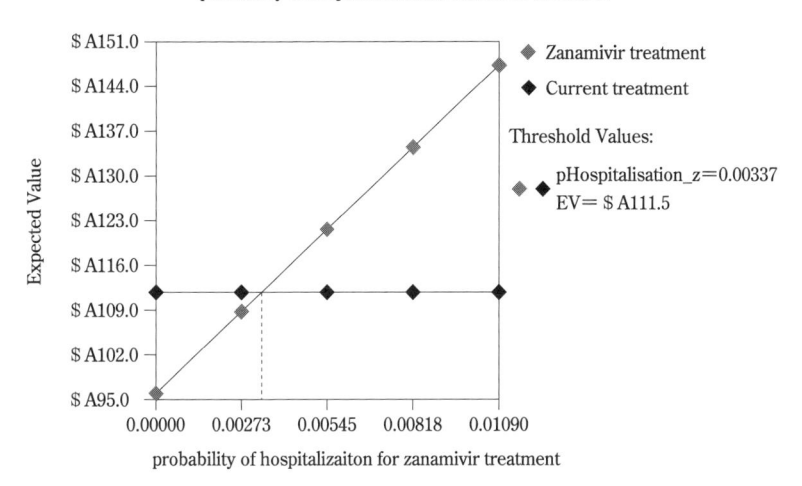

Threshold Values:
pHospitalisation_z＝0.00337
EV＝$A111.5

図5-9　あるシンプルな事例

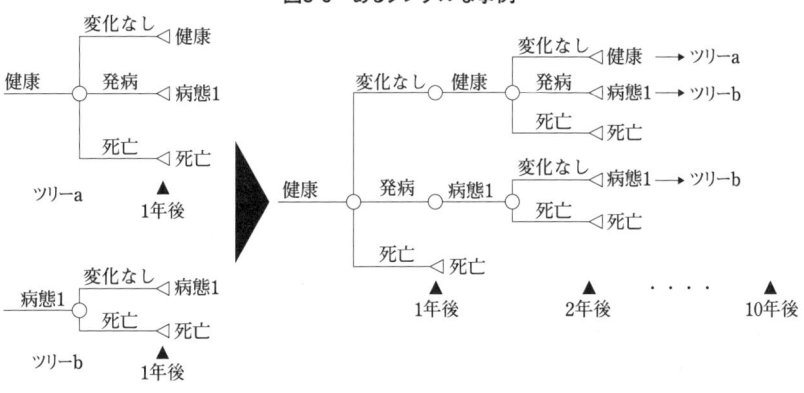

(1)「健康」、「病態1」状態の人が1年後にとりうる状態

ツリーa：健康 → 変化なし＝健康／発病＝病態1／死亡＝死亡（1年後）

ツリーb：病態1 → 変化なし＝病態1／死亡＝死亡（1年後）

(2)「健康」状態の人が1年後にとりうる状態

健康 → 発病 → 病態1 → 変化なし＝健康→ツリーa／病態1→ツリーb／死亡＝死亡
健康 → 変化なし＝健康 → 変化なし＝健康→ツリーa／病態1→ツリーb／死亡＝死亡
死亡＝死亡

1年後　2年後　……　10年後

図5-10　マルコフモデル（状態推移図）

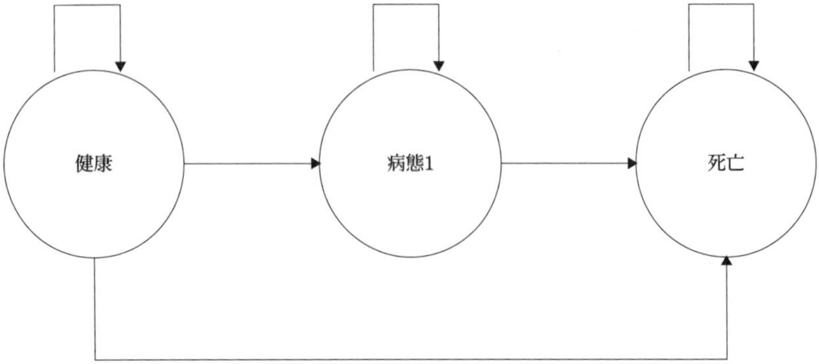

　どの状態と，状態間の移動に着目すると，非常に簡単にモデル化することができる．

　ある人がとりうる状態は，「健康」,「病態1」,「死亡」の3つであるので，これを3つの円で示す．さらにこの状態間で毎年どのようなことが起こりうるか考える．まず，「健康」にいる人の翌年とり得る状態は，体調を崩し「病態1」の状態に移動するか，「死亡」するか，あるいは何も起こらず「健康」の状態に留まるか，の3つである．「病態1」の人が翌年とり得る状態は，さらに状態が悪化し「死亡」するか，何も起こらず「病態1」に留まるか，の2つである．死亡した人は当然翌年以降も死亡の状態に留まる．これらの翌年起こりうる状態間の移動を矢印で書き込むと図5-10のような図ができあがる．

　このように時間の経過とともに有限な状態間の推移が繰り返し行われるようなモデルは，患者のとりうる状態とそれぞれの状態間の推移だけに注目すると，非常に簡潔に表現可能なことが多い．このようなモデルをマルコフモデル（Markov model）と呼んでいる．図5-10のような丸印と矢印による表現は，マルコフモデルを表現する代表的な方法であり，これを状態推移図（state transition diagram）と呼んでいる．

　マルコフモデルは，まず分析対象となっている患者の長期予後をいくつか

の状態に分類する.この状態をマルコフステーツ(Markov state)と呼ぶ.マルコフステーツはマルコフモデル上では通常丸印で表示される.マルコフステーツの定義の方法には,患者の重症度や,疾患毎に定義されているステージ分類などがよく用いられる.マルコフモデルでは,定義したマルコフステーツ以外の状態は起こりえないと考えるため,このマルコフステーツの定義は非常に重要である.臨床的な重要度だけではなく,経済的な影響度なども考慮して注意深く決定する必要がある.

マルコフモデルの計算は多くの場合,集団(コホート)レベルで考えられる.分析開始時にあるコホートが,あるマルコフステーツに(あるいは複数のステーツに分布して)存在しており,そのコホートが一定期間毎に,定義したマルコフステーツに分布していく様子をシミュレーションし,その分布状況の推移によって,費用や効果を計算する.この一定期間をサイクル間隔(cycle length)と呼び,サイクル間隔あたりのマルコフステーツ間を移動する確率を推移確率(transition probability)と呼ぶ.マルコフステーツ間の推移は,マルコフモデル上ではマルコフステーツ間を結ぶ矢印で示される.マルコフモデルでは,矢印の示されていないマルコフステーツ間には,コホートの推移は起こらないということになる.

図5-10のマルコフモデルでは,1年毎のとり得る状態を考えたが,この場合この1年がサイクル間隔になる.サイクル間隔には1年が使われることが多いが,1年以外は使っていけないというわけではない.例えばサイクル間隔を1ヵ月にして,12ヵ月間の分析を行うことも可能である.あるいは,分析対象期間が長期であり,かつ短期間では患者の状態が大きく変化することがない場合は,サイクル間隔を5年にして分析してもよい.サイクル間隔は,分析対象疾患の特徴や,推移確率の入手可能性を考慮して決定すればよい.しかし,サイクル間隔を長くすると,それだけ分析の精度が荒くなることになるので注意が必要である.

2 マルコフモデルの計算方法

(1) 初期行列と推移確率行列

マルコフモデルによる計算は，各サイクルにおけるコホート分布を計算することが基本となる．このコホート分布と，マルコフステーツ毎に設定される1サイクル当りの費用や効用値の計算により，分析期間全体における費用や生存年，あるいは質で調整した生存年（QALYs）などを計算することができる．

マルコフモデルの計算方法を示すために図5‐11のような例を示した（Sonnenberg and Beck, 1993）．モデルの構造は図5‐12と同じであるが，各マルコフステーツ間に推移確率が設定されている．このモデルは下記のようなマルコフステーツ間の推移をモデル化している．

「健康」状態にいる人の状態推移　　：「健康」状態な人は毎年20％の確率で発病し「病態1」へ移行する．また毎年20％の確率で死亡する．それ以外はそのまま「健康」状態に留まる．

「病態1」状態にいる人の状態推移：「病態1」状態にいる人は毎年40％の確率で死亡する．それ以外はそのまま「病態1」状態に留まる．

「死亡」状態にいる人の状態推移　　：「死亡」状態の人はずっと「死亡」状態に留まる．

シミュレーション開始時に「健康」状態に100人のコホートを考える．この100人コホートが時間の経過にしたがってどのように他の状態に推移していくかを計算する．サイクル間隔は1年である．

各サイクル毎の状態推移の様子は図5‐11（b）のようになるが，計算方

第3節 マルコフモデル

図5-11 マルコフモデル（推移確率つき）

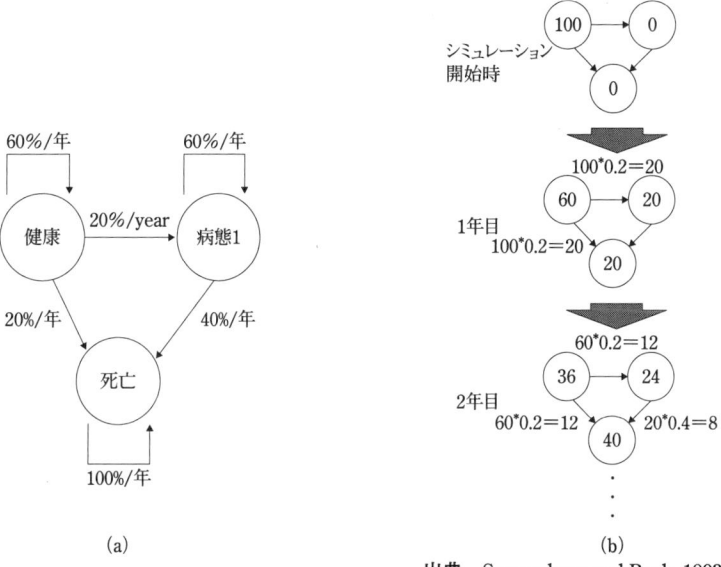

(a) 健康 →(20%/year)→ 病態1
健康: 60%/年（自己ループ）
病態1: 60%/年（自己ループ）
健康 →(20%/年)→ 死亡
病態1 →(40%/年)→ 死亡
死亡: 100%/年（自己ループ）

(b)
シミュレーション開始時: 健康100, 病態1 0, 死亡0

1年目:
100*0.2＝20
健康60, 病態1 20
100*0.2＝20
死亡20

2年目:
60*0.2＝12
健康36, 病態1 24
60*0.2＝12, 20*0.4＝8
死亡40

出典　Sonnenberg and Beck, 1993を改変

図5-12 推移確率行列によるマルコフモデルの計算

		推移後		
		健康	病態1	死亡
推移前	健康	0.6	0.2	0.2
	病態1	0	0.6	0.4
	死亡	0	0	1

推移確率行列

1年目　$(100, 0, 0) \begin{bmatrix} 0.6 & 0.2 & 0.2 \\ 0 & 0.6 & 0.4 \\ 0 & 0 & 1 \end{bmatrix} = (100 \times 0.6 + 0 \times 0 + 0 \times 0, \cdots)$

初期行列　推移確率行列　＝(60, 20, 20)
　　　　　　　　　　　　　　　　死亡
　　　　　　　　　　　　　　　　病態1
　　　　　　　　　　　　　　　　健康

2年目　$(60, 20, 20) \begin{bmatrix} 0.6 & 0.2 & 0.2 \\ 0 & 0.6 & 0.4 \\ 0 & 0 & 1 \end{bmatrix} = (36, 24, 40)$

　　　　　　　　　　　　　　　　死亡
　　　　　　　　　　　　　　　　病態1
　　　　　　　　　　　　　　　　健康

法はやや難しい．マルコフモデルの計算は図5-12に示したように初期行列と推移確率行列を掛け合わせることによって行う．

　初期行列（初期分布）はシミュレーションの開始時にコホートが何人どの状態にいるかを表している．通常は，このモデルでの「健康」のようなひとつの状態にコホート全員が存在するという設定で分析を開始するが，「健康」に50人，「病態1」に50人という設定で分析を行うことも可能である．

　マルコフステーツ間の推移は，マルコフステーツの数をkとすればk×k個存在する．これを推移元のマルコフステーツと推移先のマルコフステーツによって定義される行列として表現したものが推移確率行列と呼ばれるものである．

　マルコフモデルのコホート分布のシミュレーションは，この初期行列と推移確率行列を掛け合わせることによって行う．これは単純な行列の積の計算であるので，行列計算を勉強した経験のある方にとっては簡単な計算であると思うが，そのような経験のない方には少々難しい計算かもしれない．行列計算の詳細な説明はここでは行わないが，興味のある方は行列あるいは線形代数の書籍を参照されたい．

（2）　コホート分布

　図5-11のモデルを構築し，10年間にわたるコホート分布のシミュレーションを実施した結果が図5-13（a）である．使用した分析ソフト（Treeage Pro）が日本語に対応していないため，図中の表記はすべて英語になっているが，「Well」が「健康」，「Disabled」が「病態1」，「Dead」が「死亡」を意味している．シミュレーション開始時には，コホート全員が「健康」状態にいるが，時間が経過するに従って急激に「健康」状態にいる割合は減少し，「死亡」状態に移行する割合が増加する．

　図5-13（a）の結果を，時系列の積み上げグラフにしたのが図5-13（b）である．マルコフモデルにより計算された長期のコホート分布を示す場合には，図5-13（a）よりも図5-13（b）の形式の方が直感的に理

第3節　マルコフモデル

図5-13　コホート状態推移シミュレーション結果

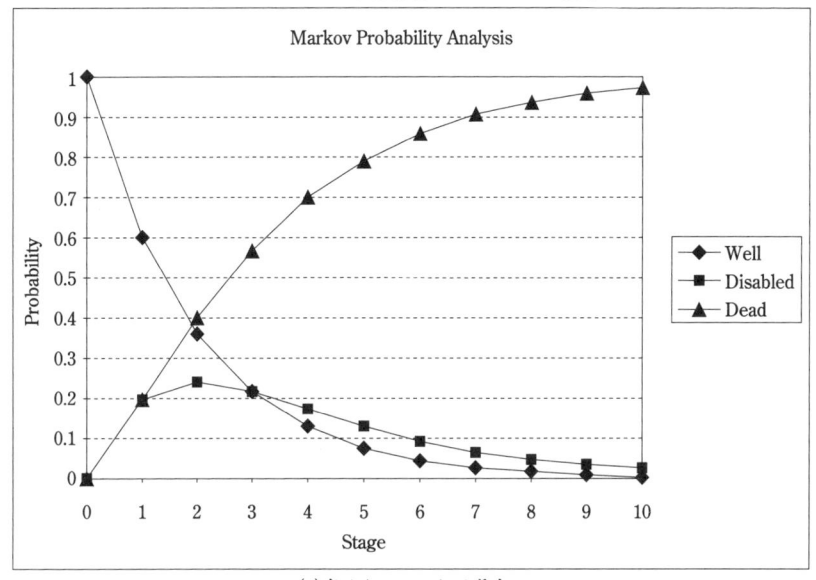

(a) 各サイクルのコホート分布

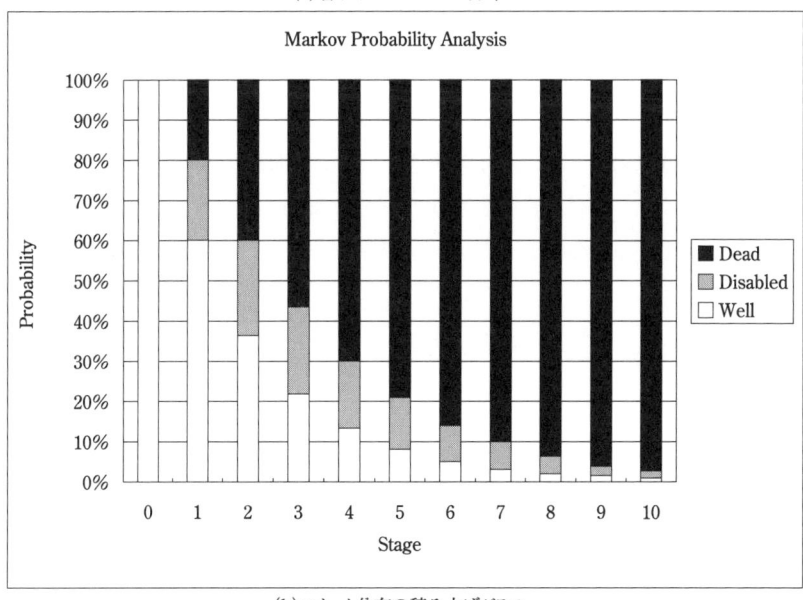

(b) コホート分布の積み上げグラフ

解しやすいせいか，よく使われているようである．

(3) 費用や効果の計算

マルコフモデルにおける費用や効果（期待生存年，QALYsなど）の計算は，図5-13のような各サイクルにおけるコホート分布（各マルコフステーツにどのような割合でコホートが分布しているか）と各マルコフステーツ毎に設定する単位費用（1サイクルに発生する費用），単位効果（1サイクルに発生する効果）を掛けたものを足しあわせて計算することになる．各マルコフステーツ毎に設定された単位費用を各サイクルのコホート分布でかけ合わせたものを分析期間を通して合計すれば総費用が計算できる．生存状態のマルコフステーツ（つまり死亡以外のマルコフステーツ）に滞在しているコホート分布を合計すれば，生存年数が計算できる．さらに各マルコフステーツに効用値（utility）を設定すれば質調整生存年（QALYs）を計算することができる．割引計算するのであれば，そのサイクルで発生する費用なり，効用値なりを$(1+dr)^t$で割ったものを累積すればよい（dr：割引率，t：第tサイクル．ただし最初のサイクルは0とする）．

たとえば図5-11のモデルで3年間のシミュレーションを考える．仮に「健康」な状態では年間1万円，「病態1」では年間10万円の費用が必要であると仮定しよう．まず，3年間のコホート分布は，図5-11から以下のようになっている．

年（サイクル）	健康	病態1	死亡
開始年（0）	100	0	0
1年目（1）	60	20	20
2年目（2）	36	24	40

この場合3年間に必要な費用の計算は以下のようになる（100人コホートで計算していることに注意）．

開始年には，コホート100人が全員「健康」状態に存在する．したがって，発生する年間費用は，

　　10,000円×100＝1,000,000円

となる．

1年目には，「健康」状態に60人，「病態1」に20人，「死亡」に20人存在するため，発生する年間費用は，

　　10,000円×60＋100,000円×20＝2,600,000円

となる．

2年目は，「健康」状態に36人，「病態1」に24人，「死亡」に40人存在するため，発生する年間費用は，

　　10,000円×36＋100,000円×24＝2,760,000円

となる．

従って3年間の合計費用は

　　1,000,000円＋2,600,000円＋2,760,000円＝6,360,000円

となる．

さらに質で調整した生存年（QALYs）を計算してみよう．「健康」状態の効用値（utility）を1.0，「病態1」の効用値を0.7，「死亡」の効用値を0とすると，費用の計算と同様に下記のように計算することができる．

　　開始時：1.0×100＋0.7×0＝100 QALYs
　　1年目：1.0×60＋0.7×20＝74 QALYs
　　2年目：1.0×36＋0.7×24＝52.8 QALYs

第5章 臨床経済学のためのモデル分析

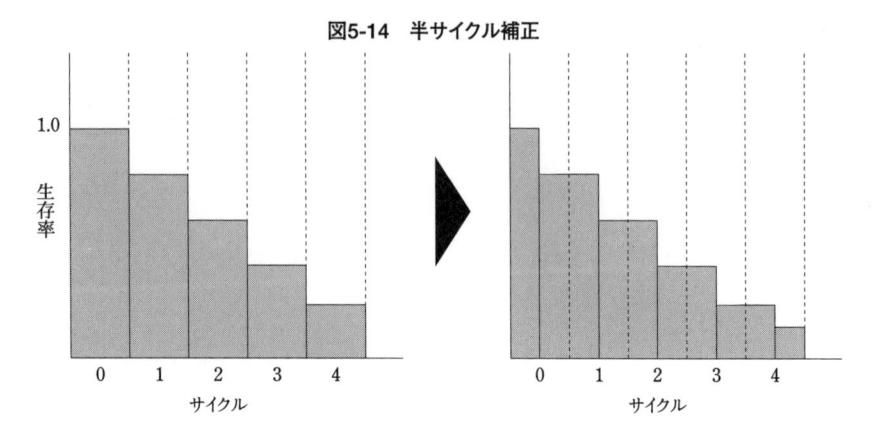

図5-14　半サイクル補正

従って3年間の総QALYsは226.8 QALYsとなる．

仮に発病も死亡もなければ100人の3年間のQALYsは300 QALYs（100×3）になるはずであるから，発病と死亡によって73.2 QALYs（300−226.8）が損なわれた計算になる．

マルコフモデルでは，ペイオフ値の発生は各サイクル毎に発生するものとして計算される．たとえばサイクル間隔が1年であるとすれば，費用や生存年の計算は1年毎に行われる．しかし実際には，費用や死亡の発生は1年毎に起こるのではなく，そのサイクルの途中でも起こりうるものである．このずれを補正する手法に，半サイクル補正（half-cycle correction）と呼ばれる方法がある（図5-14）．要は最初と最後のサイクルのペイオフ値を半分にすることにより補正する方法であるが，総サイクル数が多くなるほど半サイクル補正の影響は小さくなる上に，一般の臨床経済分析は治療プログラム間の費用あるいは効果の差が議論の対象となるため，半サイクル補正は必須の補正というわけではない．

（4） モンテカルロシミュレーション

　マルコフモデルは長期疾患を扱う場合に非常に有用な分析モデルであるが，コホート計算を行う場合は大きな欠点がひとつある．それはマルコフモデルにおけるコホート計算では，コホートを構成する一人一人が，ある時点において過去にどのような経過をたどってきたかに関する記憶を持っていないことである（memoryless）．つまりある時点にあるマルコフステーツに3人存在したとすると，この3人は，例えばその直前にどのマルコフステーツにいたのかを判別することができない．1人は別のマルコフステーツから移動してきているかもしれないし，1人はその前のサイクルからこのマルコフステーツに留まっていたのかもしれない．これは例えば糖尿病のような複数の合併症（網膜症，腎症，神経障害など）が並行して進行していく疾患を扱う場合に大きな欠点になる．例えば，網膜症のあるステージ（例えば増殖性網膜症）にある患者が，同時に現在腎症のどのステージにあるかを把握することは通常のマルコフモデルのコホート計算では非常に困難である．

　このような場合は，コホート単位での計算ではなく，患者を1人ずつシミュレーションするモンテカルロシミュレーション（Monte Carlo simulation）という方法が用いられる．例えば10,000人コホートを考えるのであれば，そのうち1人ずつがモデルに投入されると考える．そして各推移確率に従い，マルコフステーツの進展を判定していく．この進展の判定は，例えば推移確率が10%であれば，1から100までの乱数を発生させ，もし得られた値が10以下であれば次のステーツに進展する，というように行う．このような乱数による判定を繰り返し，ある一定の条件を満たした場合（例えば患者が死亡した場合）は，その患者の試算（trial）は終了し，次の患者の試算が開始される．そして10,000人分の試算が終了した時にシミュレーションの終了となる．各患者の試算毎に，その患者の状態推移の経緯，発生した費用，生存年などは追跡用の変数（tracker variable）に記録させておき，それらの平均値により各治療プログラム間の比較を行う．

第5章　臨床経済学のためのモデル分析

図5-15　モンテカルロシミュレーション（糖尿病進展モデル）

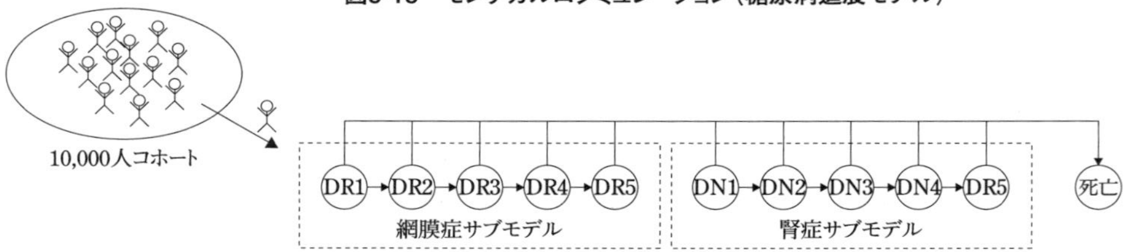

この糖尿病進展モデルでは、網膜症サブモデルと腎症サブモデルがそれぞれ独立して展開する。また両サブモデルの全てのステージから死亡へ至る推移がある。10,000人コホートから、患者が一人投入される。このときはDR=1、DN=1である。(DR, DN)が追跡変数。各サブモデルにおいて、進展する」、「進展しない」、「死亡」の3つの目につきサイコロを振り、出た目に従うものと考える。もし糖尿病サブモデルで「進展する」が出たら、DR=2となる。どちらかのサブモデルで「死亡」が出れば、その患者の試行は終了し、次の患者の試行が始まる。それを10,000人分繰り返す。

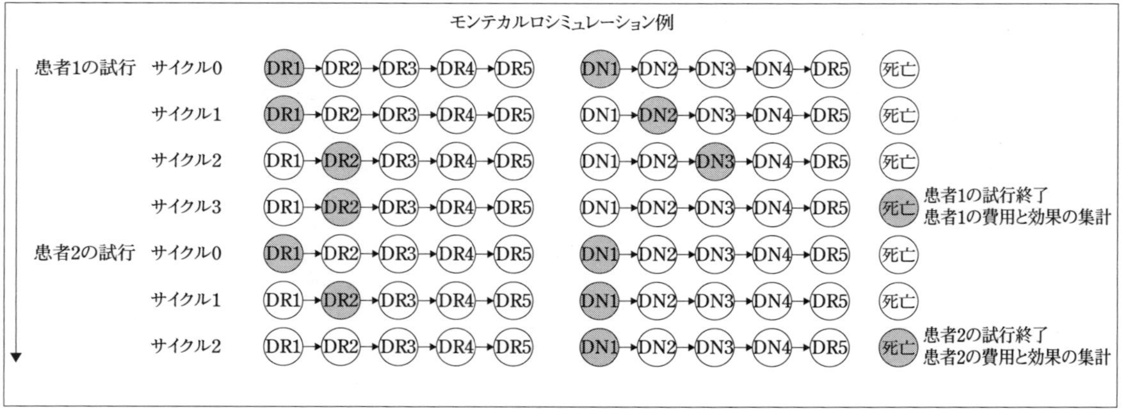

130

例えば，網膜症サブモデルと腎症サブモデルにより構成される糖尿病進展モデルを考える（図5-15）．この糖尿病進展モデルでは，網膜症サブモデル（DR＝1,2,3,4,5；1は「網膜症なし」，5は「失明」）と腎症サブモデル（DN＝1,2,3,4,5；1は「腎症なし」，5は「血液透析」）がそれぞれ独立して進展するものとする．DR，DNは追跡変数であり，数字が増えるに従ってステージの重症度が上がる．両サブモデルのすべてのステージから死亡へ至る推移がある．まず，10,000人コホートから，糖尿病進展モデルに患者が1人投入される．このときはDR＝1，DN＝1である．各サブモデルにおいて，毎年「進展する」，「進展しない」，「死亡」の3つの目を持つサイコロを振り，出た目に従うものと考える．サイコロのそれぞれの目の出る確率は，該当するイベントが発生する確率に相当するものとする（つまり「進展する」という目がでる確率は，進展率となる）．もしも糖尿病サブモデルで「進展する」が出れば，網膜症サブモデルのステージが一つ進み，DR＝1からDR＝2となる．どちらかのサブモデルで「死亡」が出たら，その患者の試行は終了し，発生した費用と効果を集計した後，次の患者の試行が始まる．それを10,000人分繰り返す．

費用と効果の計算は，試算中の患者が，各合併症の進展モデル内でどのステージにいるかを示す追跡変数の値によって計算する．例えば，DR＝5であれば，糖尿病性網膜症が進行し失明した場合の年間医療費を追加する．QALYsを計算する場合も，追跡変数が示すステージに設定した効用値により計算することができる．費用と効果は，患者毎に記録しておき，10,000人分の試算が終了した時点でそれらを集計する．モンテカルロシミュレーションでは，各試算毎に異なる結果が得られるため，計算結果は確率分布として示すこともでき，推計値の分散なども計算できる．そのため計算結果の分布の広がりの大きさにより，推計値の頑健性を評価することもできる．

モンテカルロシミュレーションは，複雑な構造を持つ疾患モデルに対して特に有効な手法であるが，コホートシミュレーションのためのモデル構築よりもさらに高い専門技術が必要となる．また，モンテカルロシミュレーショ

ンでは，通常10,000回以上の試算が必要となるために，より多くの計算時間が必要となる．そのため各パラメータに対する感度分析は困難な場合がある．

ところで，ここで扱ったモンテカルロシミュレーションは一次モンテカルロシミュレーション（first order Monte Carlo simulation）と呼ばれるものである．ペイオフ値などに確率分布を使用したモデルは二次モンテカルロシミュレーション（second order Monte Carlo simulation）と呼ばれている．英国の National Institute for Health and Clinical Excellence（NICE）で確率的感度分析（PSA）が推薦されたこともあり，最近ではモンテカルロシミュレーションは非常によく使われる．モンテカルロシミュレーションでは，費用対効果に関する結果も確率的に表現されるが，これを利用すると，分析対象プログラムの比較対照プログラムに対する増分費用効果比（incremental cost-effectiveness ratio：ICER）が一定の数値以内に収まる確率を図示することもできる．臨床経済分析を公的な政策判断に取り入れている国では，医療費が削減されることだけがよいという考え方をするのではなく，仮にある新しい治療法の導入により医療費が増加するとしても治療による効果がそれに見合ったものであるならば許容しようという考え方をしている．この場合の許容範囲の指標として ICER が用いられる．ICER は 1QALY 延長するのに必要な追加費用を指す場合が多いが，NICE における ICER の上限値は 1QALY 延長あたり3万ポンド付近であると考えられている．しかし，許容範囲とする ICER が決まっていない場合，複数の ICER 許容限界値を満足させる（下回る）可能性についての情報は費用対効果に基づく意思決定を行う上で，非常に重要な情報になる．モンテカルロシミュレーションにより描画することができる許容可能性曲線（acceptability curve）は，連続した ICER の許容限界について，それを満たす可能性をグラフで示す．図5-16は許容可能性曲線の例であるが，この図では ICER の許容限界値が300万円であるとすると，評価対象プログラムの ICER がそれを満たす確率は75％であることを示している．許容可能性曲線は，特定の ICER 許容限界値だけではなく，連続した ICER 許容限界値について，それを満たす確率を視覚的に表現するこ

第3節 マルコフモデル

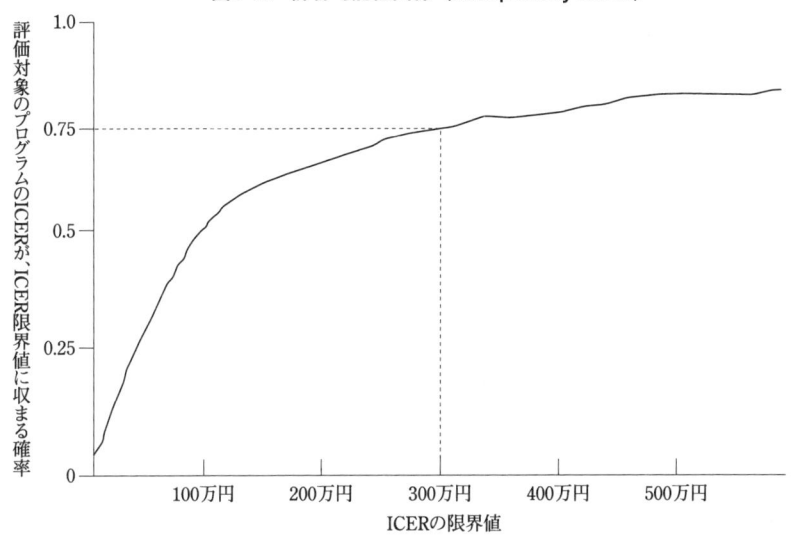

図5-16 許容可能性曲線（Acceptability Curve）

（縦軸：評価対象のプログラムのICERが，ICER限界値に収まる確率）
（横軸：ICERの限界値）

ICER（例えば1QALY延長するために必要な追加費用）の許容限界値が300万円だとすると，それを満たす確率は75%であることを示している。

とができるので，意思決定を行う立場の者にとっては非常に有用なツールとなりうる．

第4節 モデル作成のためのソフトウエア

ディシジョンツリーやマルコフモデルのようなモデルは，エクセルなどの表計算ソフトにより構築することも可能であるし，もちろんVisual BasicやC言語などでプログラミングすることも可能である．しかし，モデル構築のプロセスは計画通りに一度に完成するものではなく，多くの場合，専門医などとの議論による試行錯誤の連続である．スクラップアンドビルドの繰り返しとなる作業プロセスに対応するためには，エクセルや，ましてやプログラミング言語では柔軟性に欠ける．またモデルに関する専門的な知識を持たな

133

い医師などとの議論には，視覚的に直感的に理解できるたたき台が欲しいものである．エクセルのような汎用性の高いソフトウエアでも，モデルは複雑なセル間の参照やマクロ（VBA）により構築する必要があり，そのままでは議論のたたき台とすることは難しい．

　欧米ではすでに臨床経済分析に特化した分析用ソフトウエアがいくつも販売されている．Treeage Pro, Decision Maker, SMLTREE などがよく使われるが，中でも米国の Treeage 社から販売されている Treeage Pro は，現在，臨床経済分析の分野で最も使用されているソフトウエアである．Treeage Pro はディシジョンツリーやマルコフモデルをマウスのクリックにより簡単に描画することができ，また確率や費用，健康結果の設定も定型化されたウインドウ上で行うことができるので，モデル構築を非常に効率的に行うことができる．また期待値計算や様々な感度分析など，臨床経済分析で必要とされる分析手法は，そのほとんどが Treeage Pro の標準メニューで提供されており，図 5-16 のような許容可能性曲線を描画する機能も備わっている．

　さらにディシジョンツリーはもちろん，マルコフモデルもツリー状に描画されるので，構造が視覚的に確認しやすく，専門知識を持たない医師らとの議論にも Treeage Pro のアウトプットは非常に有用である（Treeage Pro はかっては DATA という名称であったが，2004年のバージョンアップと同時に名称が変更された．それまでの DATA 4.0 と上位バージョンの DATA professional と Treeage Pro の間には完全な互換性が保たれていないので注意が必要である）．

　ところで Treeage Pro では，マルコフモデルもツリー構造により構築される．図 5-11 のマルコフモデルは，Treeage Pro では図 5-17 のような構造となる．丸の中にMの文字が描かれたマークがあるが，これはマルコフノードと呼ばれており，このノードの右側にマルコフモデルが構築されていることを示している．マルコフノードから直接派生している枝は，マルコフモデルにおける各マルコフステーツを表わしている．枝の下の数値は初期分布を示している．このモデルでは，シミュレーション開始時は，「健康」状態に100%のコホートが存在していると仮定しているので，「健康」状態（図 5-

第5節　モデルへのデータ設定

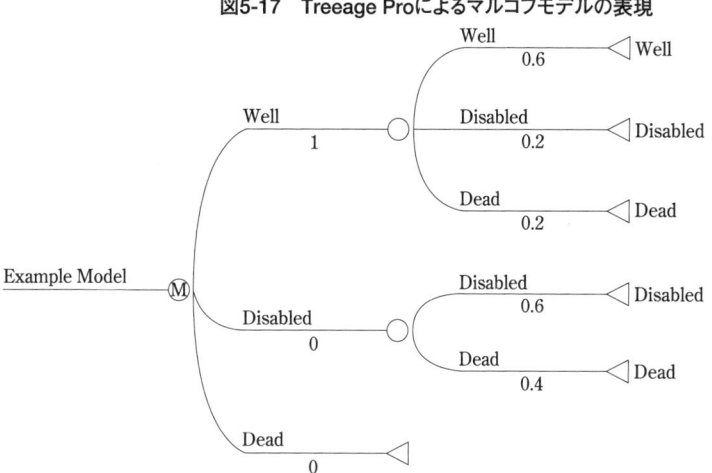

図5-17　Treeage Proによるマルコフモデルの表現

```
Example Model ─M─┬─ Well     ─○─┬─ Well     0.6 ─◁ Well
                 │   1          ├─ Disabled 0.2 ─◁ Disabled
                 │              └─ Dead     0.2 ─◁ Dead
                 ├─ Disabled ─○─┬─ Disabled 0.6 ─◁ Disabled
                 │   0          └─ Dead     0.4 ─◁ Dead
                 └─ Dead
                     0
```

17ではWell）の下には1が，その他の枝の下には0が設定されている．それらの枝から派生している枝は，派生元のマルコフステーツから推移する先のマルコフステーツを示している．枝の下に示されているのは推移確率である．例えば「Well」から「Well」の推移確率は60％，「Well」から「Disabled」は20％，「Well」から「Dead」は20％であるため，それぞれ0.6，0.2，0.2が設定されている．

第5節　モデルへのデータ設定

1　モデル分析と使用データ

　モデル分析では，モデルの構造と同時に，モデルに設定するパラメータの値が非常に重要である．言うまでもなく，費用と確率は非常に重要なパラメータであるが，QALYsを算出するために必要となる患者の効用値も重要なパラメータであるし，疾患の推移を追跡するモデルでは，その疾患の重症度

が重要なパラメータになるかもしれない．必要となるパラメータは分析によって異なるが，ここでは代表的なパラメータである費用と確率に焦点を絞って述べる．

2 データの入手方法（費用）

　薬剤経済学で用いられる費用は，直接医療費，直接非医療費，間接費と3種類に大別される．直接医療費とは「ある医療行為に必要な医療資源の消費量」であると言える．いわゆる医療費として測定されることが多く，わが国では多くの場合，診療報酬と薬価によって計算されることが多い．直接非医療費とは通院のための交通費など，「ある医療行為に必要な医療資源以外の消費量」である．間接費は，罹病や死亡などのために損なわれた患者の生産性の損失であり，会計用語の間接費用と区別するために「生産性費用（productivity cost)」あるいは「生産損失（production loss)」と呼ばれることもある．ここでは最も重要な直接医療費の推計方法について述べる．

　ある疾患の治療のために発生する医療費を推計するための代表的な手法には①診療報酬明細書（レセプト）を基に推計する方法，②標準的な治療スケジュールを構築して医療費を推計する方法の2つがある．①は生データによる方法，②は仮想モデルを構築する方法と言えるが，どちらにも一長一短がある．

　レセプトデータを集計する方法は手っ取り早い上に実データであるためうまく収集できれば臨床経済分析のための貴重なデータとなる．最近はレセプトを電子的に保存している医療機関が多くなってきているが，そうした施設では数年以内のレセプトであれば，カルテ番号や診療時期などを特定できればすぐに必要なレセプトデータを抽出することができる場合が多い．

　しかしレセプトを用いて医療費の推計をする際には，いくつか認識しておくべき点がある．1つ目は，レセプトには複数の傷病名が記載されているので，特定の傷病に対する治療行為の費用を推計することが困難な場合がある

ことである．複数の傷病名が記載されたレセプトには複数の傷病に対する治療費用が計上されている．それらも含めて集計する前提であればよいのだが，例えば前述のマルコフモデルにおいて各ステージに設定する年間費用を推計するためには，特定の状態に対する医療行為を識別して推計に用いることが必要となる．

このような問題に対する解決方法としては2つ考えられる．ひとつは担当医に協力を求め，カルテなどを基にレセプトデータを再検討し，必要なデータだけを抽出する方法である．

もうひとつの方法は，レセプトデータを医療費のデータソースとして使用するのではなく，標準的な治療や検査のスケジュールに関するデータソースとして扱う方法である．推計対象とする傷病名が含まれるレセプトを集め，そこから目的とする傷病に対する治療内容に関する情報を抽出し，それらを基に標準的な治療や検査のスケジュールを構築する．そしてそのスケジュールに従って診療報酬と薬価により，発生が予想される医療費を推計するのである．

認識すべき2点目は，レセプトはあくまでも単施設におけるデータであるということである．最近は関係諸学会が中心となり，様々な分野で治療ガイドラインが発表されているが，それでも各医療機関における治療内容にはばらつきがあり，その結果，同じ疾患の治療費も医療機関が異なれば大きく異なる場合がある．例えば，社団法人全日本病院協会による38病院を対象にした27疾患の入院治療費の調査によれば，肺炎入院医療費の平均は病院間で最大約8倍もの差があったと報告されている．複数の医療機関のレセプトデータを集計することにより，こうした医療機関毎の差による問題はかなり吸収されるかもしれないが，その病院の特性や，地域性など，また別の問題が顕在化してくる可能性もある．複数の施設のレセプトデータを使用する場合は，これらの問題を認識して使用することが大切である．

医療費を推計するもう1つの方法は，レセプトによる医療費推計の問題に対する対応方法でも触れたが，ある疾病に対する検査と治療のスケジュール

を構築し,診療報酬と薬価により積み上げ計算する方法である.

標準的治療スケジュールの構築は専門医との共同作業になることが多いが,作業を速やかに進めるためには事前のたたき台やスケジュール構築のための基礎資料があると非常に有用である.このときにレセプトから得られた様々な治療と検査のパターンに関する情報があれば非常に有用な資料となる.

専門医の意見を集約して治療スケジュールを構築する場合は,偏りを減らすためになるべく複数の専門医に対して意見を求めることが望ましいが,このような場合にしばしば用いられる方法にデルファイ法(delphi method)がある.デルファイ法では,まず複数の専門医に対してある調査を行い,回答が集まったら集計結果(通常どの回答が誰のものかは明らかにしない)を提示しながら,再度同じ調査を行う.各回答者は他の回答者の回答結果の分布と自分の意見を比較した上で再度回答する.こうしたプロセスを通常3回程度繰り返し集約された回答を調査結果として用いる.

その他,費用の情報源として使用できるものには,財団法人厚生統計協会から発行されている「社会医療診療行為別調査報告」や「患者調査」などがある.ただしいずれも,サンプリングされた施設におけるある一定期間(社会医療診療行為別調査報告は1ヵ月間,患者調査は1日)の情報をまとめたものであり,使用の際は,その事を認識しておくことが必要である.

3 データの入手方法(確率)

モデル分析では,治癒率,死亡率,進展率など様々な種類の確率値が必要となるが,その情報源はほとんどの場合臨床試験の結果である.単一の臨床試験の結果を用いる場合もあれば,メタアナリシスの結果が利用できる場合もある.メタアナリシスの手法についての説明は他書に譲り,本章では,実際に臨床試験(あるいはメタアナリシス)の結果をモデルに設定する場合に遭遇することの多い問題点である,確率値の時期による調整について述べる.

マルコフモデルの場合は特にそうであるが,モデルに設定する確率値は一

定のサイクル間隔における数値であることが必要である．最もよく用いられるサイクル間隔は1年あるいは1カ月単位の数値であるが，必ずしも臨床試験の結果が求めるサイクル間隔における結果であるとは限らない．

例えばある疾患の治癒率を求める場合に年率が必要であったとする（時期によらず一定であるとする）．しかし唯一のデータソースとなる臨床試験では2年間の治癒率が30％であったと報告されていたとする．この場合に間違えやすいのは，単純に30％を2で割って年率15％としてしまうことだ．実際に計算してみればわかるが

$$1 \times 0.15 + (1 - 0.15) \times 0.15 = 0.15 + 0.1275 = 0.2775$$

となり，年率15％で2年間の治癒率を計算すると，その値は0.3よりもかなり小さな数値になってしまう．正しい数字を計算するためには，2年目の治癒率は，1年目に治癒した人を除いた人を対象とした条件付確率を考えなければならない．つまり上の式の治癒率をpとした時に，2つの積の和が0.3になるようなpを求めればよい．

つまり

$$1 \times p + (1 - 1 \times p) \times p = 0.3$$

を解くようなpを求めればよい．この式を一般化すると下記のような式になる．

$$p_1 = 1 - (1 - p_t)^{1/t}$$

p_1：年間治癒率（定率）

p_t：t年間の累積治癒率

つまり2年間で30％の治癒率であった場合，年間治癒率を求めると

$$1-(1-0.3)^{1/2}=0.1633$$

となり，約16.3%となる．

さらに任意の期間の確率を求めたい場合は下記のような式で求めることができる．

$$p_t = 1-(1-p_T)^{t/T}$$
p_t：tカ月の治癒率（定率）
p_T：Tカ月の累積治癒率

例えば年間治癒率（つまり12カ月の治癒率）が30%であった場合に3カ月毎の治癒率を求めたいのであれば，

$$1-(1-0.3)^{3/12}=0.085$$

となり，約8.5%となる．

参考文献

Mauskopf JA, Cates SC, Griffin AD, Neighbors DM, Lamb SC, Rutherford C (2000) "Cost Effectiveness of Zanamivir for the Treatment of Influenza in a High Risk Population in Australia," *Pharmacoeconomics*. 17 (6): 611-620.
Sonnenberg FA, Beck JR (1993) "Markov Models in Medical Decision Making: A Practical Guide," *Medical Decision Making*. 13 (4): 322-338.
飯野四郎，安田清美，小林慎，藤野志朗，小川京子（1998）「C型慢性肝炎に対するIFN療法の費用効用分析——活動性投与と非活動性投与の比較」『日本医事新報』3870：10-15.

第6章　予防医学領域における分析事例

濱島ちさと

第1節　予防医学領域における経済評価の位置づけ

1　予防対策の有効性評価

　がん検診をはじめとする予防対策については，各国で有効性を評価し，その結果に基づいて，政策を導入するという方向性が確立しつつある．

　わが国においても，がん検診については，過去3回にわたり，有効性評価が行われている．直近の成果は，平成13年3月に公表されたがん検診の適正化に関する調査研究事業「新たながん検診手法の有効性の評価」報告書（以下，久道班報告書）にまとめられている（久道，2001）．

　久道班報告書では，以下の3条件を踏まえ，科学的根拠に基づき，がん検診の有効性評価を行なっている．

　1）対象は無症状の一般集団であり，「がん」を標的疾患とした検診の評価である

　2）がん検診の有効性の評価を「死亡率減少効果」により判定する

　3）公共政策の実施という観点からの判断材料として提供する

　評価判定の根拠は，無作為割付比較対照試験（RCT）や複数の観察研究が有効性を示唆するものが，「Ⅰ-a検診による死亡減少効果があるとする，十分な根拠がある」「Ⅰ-b検診による死亡減少効果があるとする，相応な根拠がある」で有効と判定されている．「Ⅱ群」で保留とされているがん検診は，発見率や生存率といった報告はあるが，信頼性の高い方法による評価研究が

第6章　予防医学領域における分析事例

表6-1　がん検診の評価に関する研究の現状と総合評価

部位	検査法	検診発見がんと臨床診断がんの比較		死亡率減少効果				総合評価	
		進行度	生存率	無作為割付比較対照試験	無作為割付のない比較対照試験	コホート研究・症例対照研究	地域相関研究・時系列研究	評価判定	根拠の質
胃	胃X線検査	○	○	—	—	○	○	I-b	3
子宮頸部	頸部擦過細胞診	○	○	—	—	○	○	I-a	3
子宮体部	体部細胞診	○	○	—	—	—	—	II	—
乳房	視触診単独	○	○	○	—	○	○	全年齢 I-c	3
	視触診＋マンモグラフィ	○	○	○	—	○	○	50歳以上 I-a	1
								40歳代 I-b	1
肺	胸部X線＋喀痰細胞診(日本)	○	○	—	—	○	○	I-b	3
	胸部X線＋喀痰細胞診(欧米)	○	○	○	○	○	—	I-c	1
大腸	便潜血検査	○	○	○	○	○	○	I-a	1
肝	肝炎ウィルスキャリア検査	—	—	○	○	○	—	I-b	1

評価判定　I群
- I-a　検診による死亡率減少効果があるとする，十分な根拠がある．
- I-b　検診による死亡率減少効果があるとする，相応の根拠がある．
- I-c　検診による死亡率減少効果がないとする，相応の根拠がある．
- I-d　検診による死亡率減少効果がないとする，十分な根拠がある．

II群
現時点で，検診による死亡率減少効果の有無について判断する，適切な根拠がない．また，この中には，検査精度や生存率等を指標とする予備的な研究で可能性が示され，死亡率減少効果に関する研究が計画または進められているものを含む．

根拠の質
1 無作為割付比較対照試験
2 無作為割付のない比較対照試験
3 コホート研究と症例対照研究
4 地域相関研究と時系列研究
5 その他

出典　がん検診の適正化に関する調査研究事業「新たながん検診手法の有効性の評価」報告書，2001

ないことから，「保留」の判定を受けている．従って，無効とされた「I-c 検診による死亡減少効果がないとする，相応な根拠がある」「I-d 検診による死亡減少効果がないとする，十分な根拠がある」とは異なり，今後の研究によっては「有効」と判定される可能性もある．

現行のがん検診（胃がん，子宮頸がん，子宮体がん，肺がん，乳がん，大腸がん）に関しては，視触診単独による乳がん検診が無効とされた．一方，胃X線検査による胃がん検診，細胞診による子宮頸がん検診，胸部X線検査と高危険度群による喀痰細胞診による肺がん検診，マンモグラフィと視触診併用による乳がん検診，便潜血反応による大腸がん検診が，「検診による死亡率減少効果があるとする，十分な根拠がある」あるいは「相応の根拠がある」として，有効と評価された．また，新しいがん検診手法として取り上げられた血清ペプシノゲンによる胃がん検診，らせんCTによる肺がん検診，

PSAによる前立腺がん検診などは，いずれも「検診による死亡率減少効果を判定する適切な根拠となる研究や報告が，現時点では見られない」という結果で保留と判定された．

一方，アメリカにおいては，US Preventive Services Task Force（USPSTF）が各種がん検診や予防対策についての証拠のまとめを行い，勧告を提示している（Harris et al., 2001）．証拠のまとめについては，研究デザイン，研究の質を考慮し，good, fair, poor の3段階の評価を行っている．さらに，検診の利益・不利益を検討した上で，5段階のRecommendation（勧告）を付与している（表6-2）．2002年以降に新たな基準に従って改訂されたがん検診の勧告をまとめたのが表6-3である．大腸がん検診については，50歳以上を対象とした大腸がん検診（便潜血検査，シグモイドスコピー，シグモイドスコピーと便潜血検査の併用，全大腸内視鏡，注腸造影）の勧告をAとしている（U. S. Preventive Services Task Force, 2002 ; Pignone, 2002, 132-41）．

表6-2　US Preventive Services Task Force における Recommendation

勧告	表現
A	USPSTFは，臨床家が日常的に適格な対象に対して当該サービスを提供することを強く勧告する（USPSTFは，当該サービスが重要な健康指標を改善することを示す優良な証拠があると判断し，利益が不利益を大きく上回ると結論する）．
B	USPSTFは，臨床家が日常的に適格な対象に対して当該サービスを提供することを勧告する（USPSTFは，当該サービスが重要な健康指標を改善することを示す少なくとも相応の証拠があると判断し，利益が不利益を上回ると結論する）．
C	USPSTFは，当該サービスを日常的に提供することについて，勧めることも反対することもしない（USPSTFは，当該サービスが重要な健康指標を改善することを示す少なくとも相応の証拠があると判断するが，一般的な勧告を正当化するには利益と不利益のバランスが近接しすぎていると結論する）．
D	USPSTFは，当該サービスを日常的に無症状の対象に対して提供することに反対する（USPSTFは，当該サービスが効果がない，あるいは，不利益が利益を上回るとする少なくとも相応の証拠があると判断する）．
I	USPSTFは，当該サービスを日常的に提供することについて，勧めるまたは反対する勧告を出すための証拠が不十分であると結論する（当該サービスに効果があるとする証拠がないか，質が悪いか，あるいは，一致した結果が得られていないため，利益と不利益のバランスを判断できない）．

出典　USPSTF, 2001.

第6章 予防医学領域における分析事例

表6-3 US Preventive Services Task Force におけるがん検診の Recommendation

Preventive Services	Year updated	Rating	Recommendation Statement
Lung Cancer Screening	2004	I	The U. S. Preventive Services Task Force (USPSTF) concludes that the evidence is insufficient to recommend for or against screening asymptomatic persons for lung cancer with either low dose computerized tomography (LDCT), chest x-ray (CXR), sputum cytology, or a combination of these tests.
Cervical Cancer Screening	2003	A	The USPSTF strongly recommends screening for cervical cancer in women who have been sexually active and have a cervix.
		D	The USPSTF recommends against routinely screening women older than age 65 for cervical cancer if they have had adequate recent screening with normal Pap smears and are not otherwise at high risk for cervical cancer.
		D	The USPSTF recommends against routine Pap smear screening in women who have had a total hysterectomy for benign disease.
		I	The USPSTF concludes that the evidence is insufficient to recommend for or against the routine use of new technologies to screen for cervical cancer.
		I	The USPSTF concludes that the evidence is insufficient to recommend for or against the routine use of human papillomavirus (HPV) testing as a primary screening test for cervical cancer.
Breast Cancer Screening	2002	B	The U. S. Preventive Services Task Force (USPSTF) recommends screening mammography, with or without clinical breast examination (CBE), every 1-2 years for women aged 40 and older.
		I	The USPSTF concludes that the evidence is insufficient to recommend for or against routine CBE alone to screen for breast cancer.
		I	The USPSTF concludes that the evidence is insufficient to recommend for or against teaching or performing routine breast self-examination (BSE).
Prostate Cancer Screening	2002	I	The U. S. Preventive Services Task Force (USPSTF) concludes that the evidence is insufficient to recommend for or against routine screening for prostate cancer using prostate specific antigen (PSA) testing or digital rectal examination (DRE).
Colorectal Cancer Screening	2002	A	The USPSTF strongly recommends that clinicians screen men and women 50 years of age or older for colorectal cancer.

出典 USPSTF (2002~2004)

2 有効性評価と経済評価

　有効性評価の確立した予防対策については，経済評価研究に基づいて，政策決定への提言を行うことが望まれている．しかしながら，わが国においては，経済評価の目的や応用性について，その位置づけが不明なままである．USPSTFやCommunity Preventive Services（Guide）では，有効性評価を行うと共に，経済評価のレビューも行っている．政策決定の判断材料として，経済評価研究の系統的総括を行うことで，問題点を抽出し，それに回答を与えてくれる既存研究を有効に活用していくことができる．USPSTFやCommunity Preventive Servicesでは，経済評価を有効性評価の判断基準には取り込んでいないが，並行して評価をすすめている．以下に，大腸がん検診の例を示す．

　大腸がん検診経済評価の系統的総括は，別途検索方法や選択基準を設定し，評価をまとめている．その位置づけは，政策決定のための判断材料であり，また検診が抱える問題点の回答を検討するためのものである（Pignone, 2002, 96-104）．そのためのキー・クェスチョンとして，以下を設定している．

1) どのような検診方法が費用効果的か．非受診群を代替案とした費用効果分析の結果を比較する．
2) 経済性のすぐれた検診方法は何か．より適切な検診方法を選択するため判断基準となる増分分析を行う．
3) 検診を，何歳から開始し，何歳に終了とするか．上限として，70歳，75歳，80歳，85歳のどの年齢に設定すべきか．開始は40歳，45歳，50歳のどの年齢に設定すべきか．

　1993年から2001年まで，経済評価の基本条件を有し，キー・クェスチョンに合致する7論文（Wagner, 1996 ; Ness, 2000 ; Khandker, 2000 ; Frazier, 2000 ; Vijan, 2001 ; Loeve, 2000 ; Sonnenberg, Delco and Inadomi, 2000）が抽出された（表6-4）．このうち5論文は複数の検診方法について検討していたが，2論文は内視鏡（シグモイドスコピー，全大腸内視鏡）についての検討であった．

第6章 予防医学領域における分析事例

表6-4 大腸がん検診の費用効果分析

Autthor	Wagner	Fraizer	Khanadker	Sonneberg	Vijan	Loeve	Ness
Journal	Rozen book	JAMA	IJHTA	Ann Intern Med	Am J Med	JNCI	Am J Gastro
Year	1996	2000	2000	2000	2001	2000	2000
Model type	?	Markov	Dinamic state transion	Markov	Markov	Simulation	Simulation
Perspective	Social	Social	Unknown	Thord party payer	Thord party payer	Unknown	Unknown
Age range	50-85	50-85	50-85	50-death	50-85	50-75	45-64
Effectiveness	Life time year saved	Life time year saved	Life time year saved	Life time year saved	Life time year saved	Life time year saved	QALY
Cost	Direct cost	Direct cost	Direct cost	Direct cost	Direct cost	Direct cost	Direct cost
Time horizen	Life time	Life time	35 years	Life time	Life time	Life time	Life time
Dicount rate	5%	3%	3%	3%	3%	3%	3%
Intervention	FOBT q1 FS q5 FOBT q1+FS Q5 BE q5 COL q10	FOBT q1 FS q5 FOBT q1+FS Q5 BE q5 COL q10	FOBT q1 FS q5 FOBT q1+FS Q5 BE q5 COL q10	FOBT q1 FS q5 COL q10	FOBT q1 FS q5 FOBT q1+FS Q5 COL:50/60 yrs	FS q5	Sing COL

出典 USPSTF, 2002.

FOBT q1:便潜血検査 逐年
FS q5:シグモイドスコピー 5年毎
FOBT q1+ FS q5:便潜血検査 逐年とシグモイドスコピー 5年毎の併用
DCBE q5:注腸5年毎
COL q10:全大腸内視鏡 10年毎

このため,すべての論文は,検診未受診の他にも,1方法ないしは複数の代替案との比較を行っていた.分析の立場は,社会の立場あるいは,第三者支払い機関の立場であった.これらの論文のうち,結果の指標にQALY (quality-adjusted life-year)を用いていたのは1論文であった.費用は,すべての論文で直接費用のみが考慮されていた.

検診未実施を代替案とした費用効果(表6-5)では,いずれの検診方法でも,費用効果比は$10,000~$25,000 (/life-year saved)であった.増分

第1節　予防医学領域における経済評価の位置づけ

表6-5　大腸がん検診の費用効果

検診方法	Wagner ($/LSD)	Frazier ($/LSD)	Knhandker ($/LSD)	Sonnenberg ($/LSD)	Vijan ($/LSD)
FOBT q1	11,725	17,805	13,656	10,463	5,691
FS q5	12,477	15,630	12,804	39,359	19,068
FOBT q1＋FS q5	13,792	22,518	18,693	―	17,942
DCBE q5	11,168	21,712	25,624	―	―
COL q10	10,933	21,889	22,012	11,840	9,038

出典　USPSTF, 2002.

費用はすべて2000年 US ドル換算
LSD : life-year saved　生存年
FOBT q1：便潜血検査　逐年
FS q5：シグモイドスコピー　5年毎
FOBT q1＋ FS q5：便潜血検査　逐年とシグモイドスコピー　5年毎の併用
DCBE q5：注腸5年毎
COL q10：全大腸内視鏡　10年毎

表6-6　選択すべき検診方法

研　究	最も費用効果的な検診方法	選択すべき検診方法			
		20,000$/LSD＞	20,000―30,000 $/LSD	30,000―50,000 $/LSD	50,000$/LSD＜
Wagner 1996	FOBT+FS	COL q10	COL q10	FOBT+FS	FOBT+FS
Frazier 2000	FOBT+FS	FOBT q1	FOBT q1	FOBT+FS	FOBT+FS
Knhandker 2000	COL q10	FS q5	FS q5	FOBT q1	COL q10
Sonnenberg 2000	COL q10	COL q10	COL q10	COL q10	COL q10
Vijan 2001	FOBT+FS	FOBT q1	FOBT q1	COL 55/65	COL 55/65

出典　USPSTF, 2002.

LSD : life-year saved　生存年
FOBT q1：便潜血検査　逐年
FS q5：シグモイドスコピー　5年毎
FOBT q1＋ FS q5：便潜血検査　逐年とシグモイドスコピー　5年毎の併用
DCBE q5：注腸5年毎
COL q10：全大腸内視鏡　10年毎
COL 55/65：全大腸内視鏡　55歳・65歳対象

分析の結果，＄20,000（/life-year saved）まで支払う意思がある場合に，選択すべき検診方法は，逐年の便潜血，5年毎のシグモイドスコピー，10年毎の全大腸内視鏡であった（表6-6）．＄50,000（/life-year saved）以上の支払いをしてよい場合には，シグモイドスコピーと便潜血検査の併用，全大腸内視鏡が望ましい検診方法であった．検診開始年齢は，Nessらの検討があり，男女ともに45―49歳に比し50―54歳がより費用効果的であった（Ness, 2000）．Eddyによる先行研究でも，大腸がん検診の開始は40歳よりも50歳が費用効果的であることが示されている（Eddy, 1990）．一方，終了年齢についての検討はまったくなかった．

USPSTFでは，大腸がん検診の方法として有効と評価している6方法について，いずれの方法が費用効果的という結論は出してはいない．しかし，大腸がん検診の費用効果比（検診未実施との比較）はどの方法であっても，50歳以上を対象とした乳がん検診や中等度の高血圧治療よりも費用効果的であるとしている．

予防対策のガイドラインのRecommendationの判断基準に経済評価を組み入れるかどうかについては，ガイドラインを作成する団体の方針や，ガイドラインの対象などによって異なる．しかし，Recommendationの判断基準から除外された場合であっても，USPSTFのように同時に経済評価についてのレビューを行い，政策決定への判断材料として提供されるべき情報である（Pignone, 2002, 132-41）．

第2節　一次予防の事例

Community Preventive Service GuideはCDC（Centers for Disease Control and Prevention，米国疾病予防センター）が中心となり，作成された公衆衛生ガイドラインである（Truman, 2000）．1996年から作成に着手し，その内容は，雑誌やホームページを通じ，公開されている．その内容は，タバコ，身体活動，アルコール，性行動などを対象にした1次予防，糖尿病やがんとい

った特定疾患,環境改善などである.

　身体活動の普及については,Healthy People 2010 において,目標値が掲げられている.その目標に到達するための対策として,検討課題に上げられたのは,身体活動を推進するための情報提供,行動的・社会的アプローチ,環境・政策的アプローチである(Task Force on Community Preventive Services, 2002 ; Kahn, 2002).対象は,虚血性心疾患,高血圧,糖尿病(タイプII),大腸がん,骨折,健康関連 QOL である.副次的な疾患として考慮されているのは,骨粗鬆症,うつ病,脳虚血性疾患,動脈硬化,胆石,感冒である.身体活動の介入をすすめることにより,中間的な健康結果が改善し,その結果,最終的な指標となるこれらの疾患の罹患率,死亡率,QOL の改善が達成できる logic framework が作成されている(図6-1).ただし,身体活動の影響は単独では評価しづらいことから,たばこや食生活の要因も考慮されなくてはならない.また,最終的な健康結果の改善は長期にわたる研究が必要なことから,中間結果による代替指標の評価が広く行われている.このため,身体活動の評価の中間結果の指標を明確にし,共通の指標として

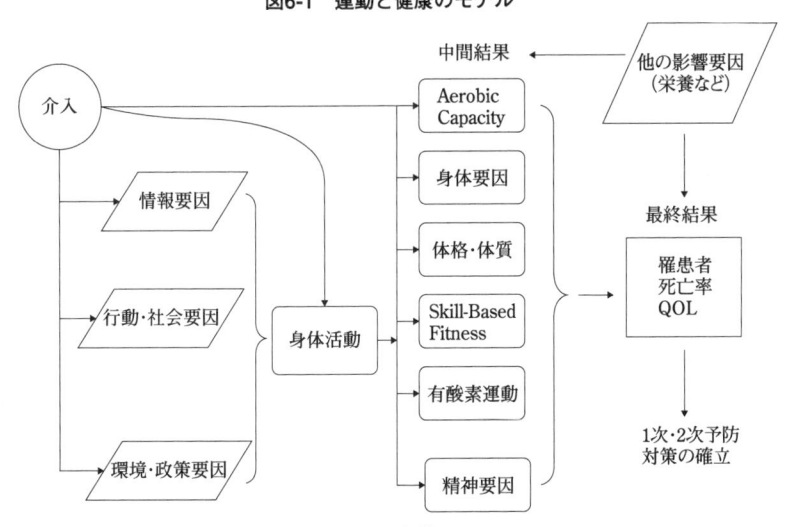

図6-1　運動と健康のモデル

出典　Community Preventive Service, 2001

最大酸素摂取量を取り上げている.

　研究デザイン,研究の質,研究数,一貫性,効果の大きさなどの評価基準を満たし,ガイドラインとして身体活動普及のための介入方法として推奨されたのは,地域ベースのキャンペーン,「階段の利用」に関するpoint-of-decision,学校における健康教育,地域における社会的支援,個人に適応した行動変容,身体活動を行うための環境整備であった(表6-7).これらの介入方法は,有効性を支持する科学的根拠があるとして,身体活動の推進のために推奨されている.

　Community Preventive Serviceでは,有効性評価を行う上で,介入方法の不利益を重視している.しかし,経済性や実施のための障害については,推奨の根拠としては除外している.経済性や実施のための障害は,地域において介入方法を実際に実行する上では重要な課題ではあるが,有効性評価に直接影響するものではない.すなわち,有効性評価は確立していても,地域の経済事情や,医療機関の未整備などの理由で,実際の施行が不可能となることもありうる.そのため,科学的根拠に基づく推奨の条件とはしないものの,有効性の認められた介入方法については,経済性や実施のための障害について検討している.経済評価について,Community Preventive Serviceが設定した経済評価の条件を満たした研究があったのは,個人に適応した行動変容が1件,身体活動を行うための環境整備2件であった(表6-8)(Task Force on Community preventive Services, 2002).

1) Sevick MA, Dunn AL, et al. (2000) "Cost-effectiveness of Lifestyle and Structured Exercise Interventions in Sedentary Adults," *Am J Prev Med.* 19(1): 1-8.

　行動変容プログラムに関する経済評価は,Sevickらの35〜60歳を対象に2年間にわたる身体活動に関するライフスタイルに基づく介入と体系的な運動介入のRCTの結果に基づいている.プログラムの費用には,個人負担,設備投資(維持運営)が含まれており,評価指標は中間的結果である.6カ月の時点では,ライフスタイルによる介入は1カ月あたりの参加者1人の費

表6-7 身体活動に関する有効性評価

介入方法	勧告
身体活動を推進するための情報提供	
地域ベースのキャンペーン	推奨に値する十分な根拠がある
Point-of-decision「階段の利用」	推奨に値する相応な根拠がある
情報提供のための健康教室	有効性を支持する根拠は不十分
マスメディア・キャンペーン	有効性を支持する根拠は不十分
学校における健康教育	推奨に値する十分な根拠がある
地域における社会的支援	推奨に値する十分な根拠がある
身体活動を推進するための行動的・社会的アプローチ	
個人に適応した行動変容	推奨に値する十分な根拠がある
テレビ・ビデオのゲームに伴う健康教育	有効性を支持する根拠は不十分
大学レベルの健康教育	有効性を支持する根拠は不十分
家族をベースとした社会的支援	有効性を支持する根拠は不十分
身体活動を推進するための環境・政策的アプローチ	
身体活動を行うための環境整備	推奨に値する十分な根拠がある

出典　Community Preventive Service, 2002.

表6-8 身体活動に関する経済評価

方法	経済評価研究の有無（研究数）	研究結果（1＄=120円）	比較対照
運動を推進するための情報提供			
地域ベースのキャンペーン	なし		
Point-of-decision「階段の利用」	なし		
運動を推進するための行動的・社会的アプローチ			
学校における健康教育	なし		
地域における社会的支援	なし		
個人に適応した行動変容	あり	CER 6-646.8（円/健康結果指標*毎の単位）	ベースライン
運動を推進するための環境・政策的アプローチ			
運動を行うための環境整備	あり	1年あたりの便益　786,00（円）	ベースライン
		総便益　115.2（億円）	なし

出典　Community Preventive Service, 2002.

用は＄46.5, 体系的介入は＄190.2であった. 24カ月後では各々＄17.5, ＄49.3であり, ライフスタイルによる介入が費用効果的であった.

2) Bowne DW, Russell ML, et al. (1984) "Reduced Disability and Health Care Costs in an Industrial Fitness Program," *J Occup Med*. 26 (11)：809-816.

3) Golaszewski T, Snow D, et al. (1992) "A Benefit-to-cost Analysis of Work-site Health Promotion Program," *J Occup Med*. 34 (12)：1164-1172.

Bowne らが, 4年間にわたる研究で行った施設におけるフィットネス・プログラムに関する経済評価では, 1年間のプログラム提供の便益は＄1106, 投入費用は＄451とされ, ベースラインと比較した増分便益は＄665（＝＄1106－＄451)としている. 一方, Golazewski らが行った5年間のフィットネス・プログラムに関しては, 総便益は＄139,000,000, 投入費用は＄43,000,000であった. 今研究では, 比較対照が設定されていないことから, 経済評価として十分な条件を備えているとはいえないが, 増分便益は＄96,000,000（＝＄139,000,000－＄43,000,000) と報告されている.

第3節　がん検診の事例

有効性評価が確立しているものばかりではなく, 有効性の不明ながん検診についても経済評価が行われている. 有効性の確立しているがん検診については, 政策決定の貴重な判断材料となるが, 保留の場合は有効性評価の結果待ちとなり, がん検診導入の根拠としては脆弱なものとなる.

1) Mahadevia PJ, et al. (2003) "Lung Cancer Screening with Helical Computed Tomography in Older Adult Smokers：A Decision and Cost-effectiveness Analysis," *JAMA*. 289：313-322.

ヘリカル CT による肺がん検診について, 社会の立場から費用効果分析を行った. 対象は, 60歳の現在喫煙者（ヘビースモーカー), 禁煙者, 元喫煙者であり, その55％は男性である. 10万人コホートのモデルを設定し, 年1回

表6-9 ヘリカルCTによる肺がん検診の費用効果

検診開始年齢	45歳（$/QALY）	55歳（$/QALY）	65歳（$/QALY）
喫 煙 者	269,000	111,500	245,000
禁 煙 者	相対劣位	550,200	667,200
元喫煙者	相対劣位	1,550,200	相対劣位

出典　Mahadevia PJ, et al., 2003.

表6-10 検診方法別の費用効果（4年間隔と1年間隔）

検診間隔	方　法	生涯医療費（$/人）	救命により延長された生存日数（日/人）	増分費用効果（$/年）
4　年	従来法	446	23.91	6,814
	Thin Prep	505	25.07	相対劣位
	AutoPap併用	476	25.32	7,777
	Papnet併用	508	25.47	75,406
1　年	従来法	1,955	26.56	26,882
	Thin Prep	2,194	26.8	相対劣位
	AutoPap併用	2,089	26.86	166,474
	Papnet併用	2,212	226.9	1,069,661

出典　Brown AD, et al., 1999.

のヘリカルCTスクリーニングの実施群と非実施群を比較検討した．モデルの作成にあたっては，発見がんの病期分布を考慮し，実施群が非実施群に比べ，進行がんが少なく，限局したがんが多いと仮定した．さらに，リードタイム・バイアス，レングス・バイアス，過剰診断のバイアスの影響にも，モデル作成時に組み込んでいる．評価の指標は，肺がんから救命によるQALYとし，費用については，スクリーニング関連費用，治療関連費用，モニタリング費用が含まれているが，生産性の損失は含まれていない．対象が60歳であり，生産性の損失に配慮する必要がないことから，結果に影響を及ぼすものではないと考えられている．20年間の追跡で50％の病期シフトがあったと仮定すると，現在喫煙者の肺がん死亡は，13％（553例）減少する一方で，偽陽性となり，なんらかの検査や治療を受ける受診者は10万人中1,186件となった．増分費用効果は，喫煙者116,300（$/QALY），禁煙者

558,600（$/QALY），元喫煙者2,322,700（$/QALY）で，喫煙者に対する検診が最も費用効果的であった．開始年齢ごとの費用効果を表6‒9に示した．感度分析の結果，費用効果に影響を及ぼす要因となったのは，病期シフト，スクリーニング受診の遵守，初回検診時のレングス・バイアスと過剰診断バイアス，検診発見の限局肺がんのQOL（効用値），ヘリカルCTによるスクリーニング費用，確定診断が未定なことからくる不安感であった．現時点では，ヘリカルCTによる肺がん検診の有効性は確立していないが，費用効果の優れた検診としては，克服すべき課題が残っている．すなわち，検診による不利益，特に本来治療の対象とはならないはずの病変（過剰診断）への適切な対応が求められている．現在，マスメディアを通して宣伝される情報による影響は大きいが，本来のヘリカルCTによる肺がん検診の有効性が確立した上で実施されるべきであるとしている．

2）Brown AD, Garber AM（1999）"Cost-effectiveness of 3 Methods to Enhance the Sensitivity of Papnicolau Testing," *JAMA*. 289：347-353.

子宮頸がん検診については，細胞診による検診方法が確立し，その有効性も評価されている．従来からの方法に加え，細胞診の診断サポートシステムとして，AutoPap 300 QC（NeoPath Inc, Redmond, Wash），Papnet（Neuromedical Systems Inc, Suffern, NY）の他，Thin Prep 2000（CytycSands, Boxborough, Mass）といった新たな細胞診の方法が普及している．これらの4方法（従来法とAutoPap併用及びPapnet併用，Thin Prep）と，従来法単独による子宮頸がん検診を比較して，費用効果分析を行った（表6‒10）．分析は社会の立場としているが，考慮されているのは直接費用のみである．効果と費用の割引率は3％である．20～65歳の女性を対象に，4方法を用いて，毎年，2年毎，3年毎，4年毎のスクリーニングを行うモデルを設定している．各方法による感度は文献に基づき，従来法81.6%，Thin Prep 92.6%，AutoPap併用95.4%，Papnet併用97.0%としている．4方法の費用と効果を比較したのが，表6‒10である．Thin Prepは，他の2方法と比較すると相対劣位となり，費用効果分析からは除外された．新たな方法の導入によ

第3節 がん検診の事例

表6-11 大腸がん検診の費用効果分析

方法	生涯医療費 ($)	救命年 (年)	増分効果 (日)	増分費用効果 ($/人・年)	罹患減少 (%)	死亡減少 (%)
検診未実施	1,052	17.3481	—	—	—	—
SIG1(55歳)	1,070	17.3632	5.5	1,200	14	16
SIG2(55歳)	1,095	17.3654	0.8	11,000	15	19
SIG1(10年間隔)	1,218	17.3732	2.8	15,800	28	32
SIG2(10年間隔)	1.288	17.3775	1.6	16,100	32	38
RFOBT+SIG2 (10年間隔)	1,810	17.4022	9	21,200	55	70
RFOBT+SIG2 (5年間隔)	2,034	17.4066	1.6	51,200	61	75
RFOBT+SIG2 (5年間隔)	2,448	17.411	1.6	92,900	60	80

出典 Fraizer AL, et al., 2000.

UFOBT：加水なしの生化学的便潜血検査
RFOBT：加水ありの生化学的便潜血検査
SIG 1：高リスクの腺腫性ポリープがあった場合に全大腸内視鏡による精査を行う
SIG 2：中等度以上のリスクの腺腫性ポリープがあった場合に全大腸内視鏡による精査を行う

り，細胞診による子宮がん検診の感度を増加させる．しかし，Thin Prep については，相対劣位（他のプログラムに比し，より高い費用がかかるがより低い効果しか得られない）の医療行為であり，導入には問題がある．一方，従来法を比較対照とした，AutoPap 併用の増分費用効果は，1年毎では7,777（$/年），4年毎では166,474（$/年）であった．Papnet 併用法については，救命により延長された生存日数は3方法中最長であった．感度分析の結果，費用効果の改善に最も影響する要因は子宮頸がんの有病率であり，また費用効果を劣化させるのは細胞診の感度であった．

3) Fraizer AL, Colditz GA, Fuchs CS, Kuntz K. (2000) "Cost-effectiveness of Screening for Colorectal Cancer in the General Population," *JAMA*. 284：1954-61.

平均的リスクをもつ50歳のアメリカの白人男性を対象としたモデルを仮定し，社会の立場から大腸がん検診の費用効果分析を行った．追跡期間は85歳までとし，効果は生死により救命生存年（life year gained）を評価指標としている．費用は直接費用とし，大腸がんのスクリーニング費用，診断・治療

第6章 予防医学領域における分析事例

表6-12 *Helicobacter pylori* の除菌の費用効果分析

Scenario	Death prevented	Cost/LYS (£s)	Low-high cost/LYS (£s)
Base	16,263	5,866	1,853〜 9,023
Cancer outcome only	10,288	16,377	9,345〜21,511
Peptic ulcer outcome only	6,921	12,563	5,007〜18,887

出典　Roderick P, et al., 2003.

費用，種々の医療サービスの運営費用が含まれているが，生産性の損失は含まれていない．効果と費用の割引率は3％である．大腸がん検診の方法は，初回の検診とその後の追跡方法により，アメリカ消化器病学会で推奨している大腸がん検診の方法（毎年の便潜血検査，5年毎のシグモイドスコピー，毎年の便潜血検査と5年毎のシグモイドスコピーの併用，5年〜10年毎の注腸造影，10年毎の全大腸内視鏡検査）を含めた21方法と非検診群について検討している．ベースラインの解析では，すべての方法について，初回スクリーニングの受診率は60％，その後のフォローについては80％と仮定している．フォローは全大腸内視鏡により，対象はハイリスク，ローリスクのポリープとしている．対象の範囲をハイリスクに限定した場合とローリスクまで含んだ場合の2つのフォローの方法と初回の検診方法との組み合わせで21方法が設定されている．21方法のうち相対劣位として14方法が除外され，以下の7方法が費用効果的な方法として選択された（表6-11）．このうち，最も効果の得られる大腸がん検診の方法は，比較対照（非検診群）と比べ，毎年の便潜血検査（rehydrated FOBT）とシグモイドスコピーの併用が，60％の罹患の減少と80％の死亡の減少が見込まれた．次善の方法と比較した毎年の便潜血検査（hydrated FOBT）とシグモイドスコピーの併用との増分費用効果は92,900（$/life-year gained）であった．初回受診率を60％から100％に変化させた場合でも，この傾向には変化はなかった．また，同様の解析を白人女性と黒人を対象に行った場合には，白人男性に比し，費用効果の優れた結果となった．

第4節 *Helicobacter pylori* 除菌の事例

　Helicobacter pylori が1983年に発見され，胃炎，消化性潰瘍，胃 MALT リンパ腫など多くの上部消化管疾患と関連していることが判明した．さらに，*Helicobacter pylori* 除菌により，組織学的胃炎の改善，消化性潰瘍の再発予防および治癒促進，胃 MALT リンパ腫や過形成性ポリープの消失がもたらされる．*Helicobacter pylori* に関する新しい知見は，上部消化管疾患の概念や治療法を大きく変化させた．加えて，*Helicobacter pylori* 除菌により，胃がんの予防が可能となるかは，期待を寄せられている．

　国内外で，胃がん予防についての *Helicobacter pylori* 除菌の有効性評価が行われるのと相前後して，*Helicobacter pylori* 除菌に関する経済評価がすすめられている．しかし，胃がん予防についての *Helicobacter pylori* 除菌に関する経済評価はいくつかの問題点を包含している．

　第1は，*Helicobacter pylori* 除菌に関する有効性評価が確立しているとは言い切れず，経済評価論文の多くはその結果の限界を指摘している．最近，中国で行われた *Helicobacter pylori* 除菌の RCT について，7.5年間の追跡結果が公表された（Wong, 2004）．この研究では，*Helicobacter pylori* 陽性者に，介入群（N=817）では omeprazol 20mg, amoxicillin と clavulanate potassium 合剤750mg, metronizadole 400mgを1日2回投与2週間行っている．非介入群（N=813）では，プラセボを投与している．追跡期間内に介入群で7例，非介入群で11例の胃がんが発見されたが，両群の発見に有意な差は認められなかった（Wong, 2004）．本研究における追跡期間は7.5年と短く，除菌の有効性を結論づけるには至らない．有効性が十分評価されていない現段階では，政策決定のための根拠としては不十分である．

　第2は，*Helicobacter pylori* 除菌の経済評価をめぐる問題点として，除菌後の経過観察が十分に把握されていないため，モデルの作成やデータの収集に限界がある．1997年に公表された Uemura らの報告では，平均8年間にわ

たる内視鏡による観察で, *Helicobacter pylori* 感染者からは, 2.9% (36/1,246) に胃がんが発生し, 非感染群 (280例) からは胃がんの発生はみられなかった (Uemura, 2001). 同様, *Helicobacter pylori* 除菌後の追跡期間が4.8年と不十分なことから胃がんの発生にいたるまでのモデル作成には, 多くの仮定を含むことになる.

第3は, 諸外国での経済評価の結果を, わが国においてそのまま利用することができないことにある. 英国 HTA で行った *Helicobacter pylori* に関する費用効果分析に用いる種々のデータは基本的に英国ベースであることから, わが国に比べ, *Helicobacter pylori* 陽性率 (45〜49歳男性37%程度) が低く, また胃がんの5年生存率が低い. わが国における多数の胃がん症例の検討では, *Helicobacter pylori* 抗体陽性率は20歳以上では, いずれの年代でも80%以上であり, 健常者であっても40歳以上では, 60%を超えている (Asaka, 1992). このため, 欧米での経済評価研究結果をそのままわが国におきかえることはできないことに, 留意する必要がある.

1) Roderick P, Davies R, Rafrery J et al. (2003) "The Cost-effectiveness of Screening for *Helicobacter Pylori* to Reduce Mortality and Morbidity from Gastric Cancer and Peptic Ulcer Disease: A Discrete-event Simulation Model," *Health Technology Assessment*. 7(6)

英国における Health Technology Assessment Programme (HTA) では, 保健・医療サービスに関する評価を行っている. この成果は, NHS (National Health Services, 英国保健省) の政策決定の判断材料ともなっている. HTA の報告のなかで, 2003年に, 胃がん関連では *Helicobacter pylori* の除菌の費用効果分析が公表されている.

Helicobacter pylori の除菌は, 消化性潰瘍と胃がん両者の有病率と死亡率の減少をもたらすことが期待され, *Helicobacter pylori* スクリーニング後に引きつづき除菌が行われることが前提になっている. しかしながら, *Helicobacter pylori* スクリーニング後に引きつづき, 陽性者に除菌を行うという方法が, 胃がん死亡の減少をもたらすかどうかについては, 現在のとこ

ろ，結論がでていない．そのため，同レポートの現状で報告された研究に基づき，モデルが構築されている．

モデルは，'patient-oriented simulation model' を用い，費用効果分析を行っている．分析のためのシナリオはスクリーニング対象年齢を変化させ以下の4パターンである．

① 20〜49歳対象にスクリーニング＋新規20歳対象に20年間スクリーニング
② 30〜49歳対象にスクリーニング＋新規30歳対象に30年間スクリーニング
③ 40〜49歳対象にスクリーニング＋新規40歳対象に40年間スクリーニング
⑤ 50歳対象に50年間スクリーニング．

各群の追跡期間は，いずれも80歳までである．健康結果の指標は，消化性潰瘍と胃がんによる死亡であり，費用はスクリーニングとその後の除菌，他の受診機会による Helicobacter pylori 検査とそれに引き続いての除菌，胃がん治療，消化性潰瘍の入院費用が含まれている．Helicobacter pylori スクリーニングには血液検査，除菌は triple therapy（オメプラゾール＋抗生剤2種）を用いている．また，Helicobacter pylori の除菌後，胃がん発症を抑制できる lag time はベースラインでは10年と仮定されており，さらに感度分析を行っている．分析に用いる種々のデータは基本的に英国ベースであることから，わが国に比べ，Helicobacter pylori 陽性率（45〜49歳男性37％程度）が低く，胃がんの5年生存率が低い点に留意する必要がある．全グループで，費用効果比は£10,000（/life-year saved）以下となった．このうち，40〜49歳対象にスクリーニング＋新規40歳対象に40年間スクリーニングが最も費用効果的であり，£5,866（/life-year saved）であった（表6-12）．結果をがんのみに限定した場合の費用効果は£16,377（/life-year saved），消化性潰瘍のみに限定した場合の費用効果は£12,5363（/life-year saved）であった．費用効果比への影響要因として，Helicobacter pylori 陽性率, lag time, Helicobacter

第6章 予防医学領域における分析事例

pylori 感染による胃がん相対リスク,胃がんの出生コホートリスク,スクリーニングや治療のコンプライアンスであった.

参考文献

Asaka M, Kimura T and Kudo M et al. (1992) "Relationship of Helicobacter pylori to Serum Pepsinogens in An Asymptomatic Japanese Population," *Gastroenterology.* 102 (3): 760-766.

Bowne DW, Russell ML and Morgan JL et al. (1984) "Reduced Disability and Health Care Costs in an Industrial Fitness Program," *J Occup Med.* 26 (11): 809-16.

Brown AD, Garber AM (1999) "Cost-effectiveness of 3 Methods to Enhance the Sensitivity of Papanicolaou Testing," *JAMA.* 281 (4): 347-53.

Eddy DM (1990) "Screening for Colorectal Cancer," *Ann Intern Med.* 113 (5): 373-84.

Frazier AL, Colditz GA and Fuchs CS et al. (2000) "Cost-effectiveness of Screening for Colorectal Cancer in the General Population," *JAMA.* 284 (15): 1054-61.

Golaszewski T, Snow D and Lynch W et al. (1992) "A Benefit-to-Cost Analysis of a Work-site Health Promotion Program," *J Occup Med.* 34 (12): 1164-72.

Harris RP, Helfand M and Woolf SH et al. (2001) "Current Methods of the US Preventive Services Task Force: A Review of the Process," *Am J Prev Med.* 20 (3 Suppl): 21-35.

Kahn EB, Ramsey LT and Brownson RC et al. (2002) "The Effectiveness of Interventions to Increase Physical Activity: A Systematic Review," *Am J Prev Med.* 22 (4 Suppl): 73-107.

Khandker RK, Dulski JD and Kilpatrick JB et al. (2000) "A Decision Model and Cost-effectiveness Analysis of Colorectal Cancer Screening and Surveillance Guidelines for Average-risk Adults," *Int J Technol Assess Health Care.* 16 (3): 799-810.

Loeve F, Brown ML and Boer R et al. (2000) "Endoscopic Colorectal Cancer Screening: a Cost-saving Analysis," *J Natl Cnacer Inst.* 92 (7): 557-63.

Mahadevia PJ, Fleisher LA and Frick KD et al. (2003) "Lung Cancer Screening with Helical Computed Tomography in Older Adult Smokers: A Decision and Cost-effectiveness Analysis," *JAMA.* 289 (3): 313-22.

Ness RM, Holmes AM and Klein R et al. (2000) "Cost-utility of One-time Colonoscopic Screening for Colorectal Cancer at Various Ages," *Am J Gastroenterol.* 95 (7): 1800-11.

第6章 参考文献

Pignone M, Saha S and Hoerger T et al. (2002) "Cost-effectiveness Analyses of Colorectal Cancer Screening : A Systematic Review for the U. S. Preventive Services Task Force," *Ann Intern Med*. 137(2): 96-104.

Pignone M, Rich M and Teutsch SM et al. (2002) "Screening for Colorectal Cancer in Adults at Average Risk : A Summary of the Evidence for the U. S. Preventive Services Task Force," *Ann Intern Med*. 137 (2): 132-41.

Roderick P, Davies R and Raftery J et al. (2003) "The Cost-effectiveness of Screening for *Helicobacter pylori* to Reduce Mortality and Morbidity from Gastric Cancer and Peptic Ulcer Disease : A Discrete-event Simulation Model," *Health Technol Assess*. (6): 1-86.

Sevick MA, Dunn AL and Morrow MS et al. (2000) "Cost-effectiveness of Lifestyle and Structured Exercise Interventions in Sedentary Adults: Results of Project ACTIVE," *Am J Prev Med*. 19 (1): 1-8.

Sonnenberg A, Delco F and Inadomi JM (2000) "Cost-effectiveness of Colonoscopy in Screening for Colorectal Cancer," *Ann Intern Med*. 133 (8): 573-84.

Task Force on Community Preventive Services (2002) "Recommendation to Increase Physical Activity in Communities," *Am J Prev Med*. 22 (4 suppl): 67-72.

The Guide to Community Preventive Services (2002) "Physical Activity Economic Evidence Summary Table," http://www.thecommunityguide.org/pa/pa-econ-ev-table.pdf

Truman BI, Smith-Akin CK and Hinman AR et al. (2000) "Developing the Guide to Community Preventive Services Overview and Rationale. The Task Force on Community Preventive Services," *Am J Prev Med*. 18 (1 Suppl): 18-26.

Uemura N, Okamoto S and Yamamoto S et al. (2001) "*Helicobacter pylori* Infection and the Development of Gastric Cancer," *N Engl J Med*. 345 (11): 784-9.

U. S. Preventive Services Task Force. (2002) "Screening for Colorectal Cancer : Recommendation and Rationale," *Ann Intern Med*. 137 (2): 129-31.

Vijan S, Hwang EW and Hofer TP et al. (2001) "Which Colon Cancer Screening Test ? A Comparison of Costs, Effectiveness and Compliance," *Am J Med*. 111 (8): 593-601.

Wagner JL, Tunis S and Brown M et al. (1996) "The Cost-effectiveness of Colorectal Cancer Screening in Average-risk Adults," in *Prevention and Early Detection of Colorectal Cancer* ; ed. by Young G, Levin B, Rozen A. 321-56 ; London : WB Saunders.

Wong BC, Lam SK and Wong WM et al. (2004) "*Helicobacter pylori* Eradication to Prevent Gastric Cancer in a Higy-risk Region of China : A Randomized Controlled Trial," *JAMA*. 291（2）: 187-94.

久道茂（2001）『がん検診の適正化に関する調査研究事業「新たながん検診手法の有効性の評価」報告書』財団法人日本公衆衛生協会.

第7章　疾病管理の概念とわが国への適用
──生活習慣病の管理を中心に

坂 巻 弘 之

は じ め に

　わが国の国民医療費は，1999年度に30兆円を超え，2000年度には介護保険導入により見かけ上減少に転じたものの，2003年度には31兆5,375億円に達している．一方，国民医療費のうちの一般診療医療費（歯科，調剤薬局分などを除いたもの）について傷病別の支出額をみると，2002年度（平成14年度）では，悪性新生物，高血圧，脳血管疾患が支出額の上位3位を占め，次いで，糸球体疾患・腎尿細管間質性疾患及び腎不全（以下「腎疾患」という），糖尿病，虚血性心疾患が医療費支出の多い第2グループとなっている．これらの疾患のいずれも生活習慣病と位置づけられる疾患であるとともに，高血圧，糖尿病は脳血管疾患，虚血性心疾患，腎疾患の原因疾患ともなることから，医療費からみてもその対策の重要性が高い．1985年度からの伸び率でみても，糖尿病，悪性新生物の伸びが大きくなっている（図7-1）（厚生労働省，2004）．

　患者調査において推計されている総患者数（厚生労働省，2004）とあわせ，2001年度の疾患別患者一人当たり医療費を推計すると，高血圧性疾患28万円，糖尿病49万円，虚血性心疾患76万円，脳血管疾患127万円，腎疾患337万円となっている（表7-1）．この金額をみてわかるように，高血圧や糖尿病の管理を的確に行うことで，それぞれの合併症としての脳血管疾患や腎疾患でかかる医療費のコントロールにもつながる可能性がある．

　医療政策においては，高齢化の進展とともに今後も伸長が予想される国民

第7章 疾病管理の概念とわが国への適用

図7-1 国民医療費の傷病別一般診療医療費の推移・伸び率

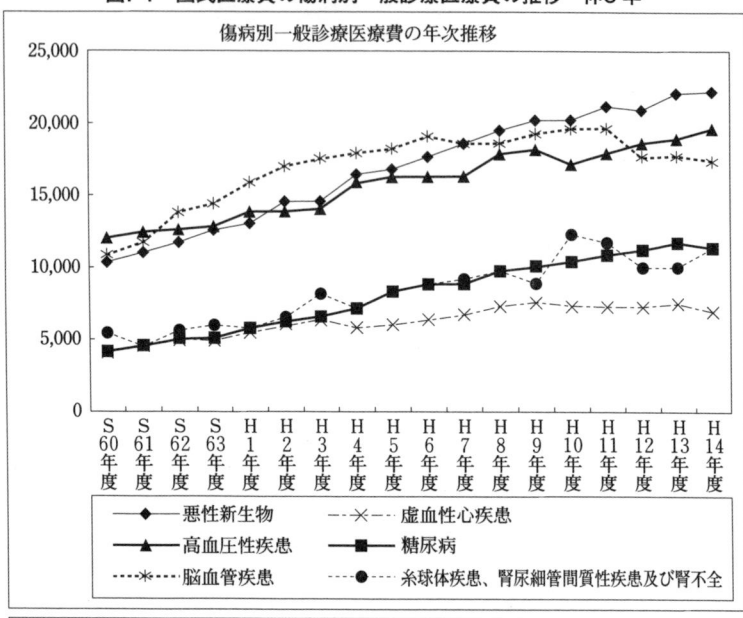

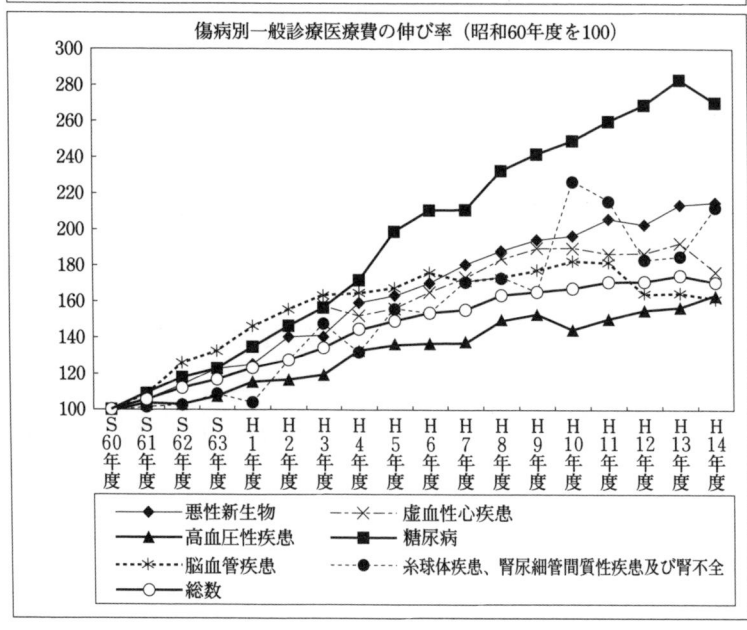

傷病別一般診療医療費の年次推移

凡例：
― ◆ ― 悪性新生物　--×-- 虚血性心疾患
― ▲ ― 高血圧性疾患　― ■ ― 糖尿病
--*-- 脳血管疾患　― ● ― 糸球体疾患、腎尿細管間質性疾患及び腎不全

傷病別一般診療医療費の伸び率（昭和60年度を100）

凡例：
― ◆ ― 悪性新生物　--×-- 虚血性心疾患
― ▲ ― 高血圧性疾患　― ■ ― 糖尿病
--*-- 脳血管疾患　― ● ― 糸球体疾患、腎尿細管間質性疾患及び腎不全
― ○ ― 総数

はじめに

表7-1　2002年（平成14年）度傷病別医療費・総患者数・一人当たり医療費

	(A) 医療費 （億円） （国民医療費）	(B) 総患者数 （千人） （患者調査）	(A)/(B) 一人当たり 医療費 （千円/年）
悪性新生物	22,156	1,280	1,731
高血圧性疾患	19,423	6,985	278
脳血管疾患	17,492	1,374	1,273
虚血性心疾患	6,947	911	763
糖尿病	11,191	2,284	490
糸球体疾患，腎尿細管間質性疾患及び腎不全	11,524	342	3,370

　医療費をいかにコントロールするかが重要な課題の一つであり，診療報酬の改定や個人負担割合の手直しなどの調整による対策が講じられてきた．しかしながら，こうした診療報酬による調整では，全体の医療費コントロールに対する効果への疑問もさることながら，医療の質を維持・向上について担保されていないとの問題がある．

　医療技術の経済評価は，本来，二つ以上の方法と比較して，その医療技術を使用する場合に必要とする「費用」の増加分が「成果」の増分に見合うかどうかを検討することが必要であり，費用をコントロールしながら医療によってもたらされる成果（医療の質）を高めるためのアプローチである．学問としての医療経済学の目的は，医療にかかわる様々なことがらについて分析したり，あるいは将来の予測をしたりすることで医療政策立案に役立てることにある．研究結果を政策に適用する場合には現場からの情報に基づいて，効率的な予算配分を行い，医療を提供するためのシステムにまで立ち入った議論も必要である．こうした観点から最近，「疾病管理（disease management）」という考え方が欧米で広まっている．そこで，本章では，疾病管理の概念をもとに，わが国に導入する上での課題について考えてみたい．

第 7 章　疾病管理の概念とわが国への適用

第 1 節　疾病管理とは

1　疾病管理の定義

　疾病管理については，これまで関係者の関心の範囲によりさまざまな定義がなされてきており，表 7-2 にいくつか例示するように，その内容は多岐に亘っている．これらの定義の中で概ね共通したキーワードをもとに疾病管理を説明すると以下のようにまとめられる．

　疾病管理とは，主に慢性疾患を対象とし，疾病の重症化を予防するために，住民や患者の自己管理をサポートすることで総合的な健康改善とそれに基づく費用コントロールを目標とするものである．住民，患者への介入に当たっては，実際のデータをもとに介入すべき集団の特定とリスクによる層別化を行い，リスクに応じた適切なタイミングと手法での介入が行われる．医師だけでなく，コメディカルスタッフも含めた連携が必要になる．また，医療現場からの情報をもとに目標や介入戦略にフィードバックすることが疾病管理における特徴としてあげられる．

　なお，急性期入院医療での患者管理として医療機関で導入が進んでいるクリニカルパスも，疾病管理と同様にマネジメントの考え方がベースとなって

表 7-2　疾病管理の定義の例

■自己管理の努力が必要とされる患者集団のために作られた，ヘルスケアにおける介入・コミュニケーションのシステム。医師と患者との関係や医療計画をサポートする。エビデンスに基づく診療ガイドライン，患者を主体とする医療の戦略により，症状悪化・合併症の防止に重点をおく。総体的な健康改善を目標として，臨床的，人的，経済的アウトカムを評価する（Disease Management Association of America）。
■疾病のライフサイクルを通してヘルスケア提供に関わるすべての関係者間の調整をもたらす患者ケアのアプローチの仕組みである。コストと同時に質にも着目した，疾病をもつ患者の管理に関連した単位に焦点を当てて体系的にアプローチするもの（Gray, 1998）。
■セルフケアに関する患者教育と診療ガイドラインに関する医師教育に重点をおいた包括的かつ疾病特異的なアプローチで，医師以外の関与も含めたすべての医療にわたり，医療を必要とする慢性疾患に適用されるもの（Plocher, 1996）。

第1節　疾病管理とは

いるが，入院患者に対して実施するケア行為を標準化し，関与する医療従事者の役割と日程をあらかじめ取り決めたものである．クリニカルパスと疾病管理との相違点は，クリニカルパスは個々の患者に対して入院に提供されるケア行為を記載したものであり，基本的に一医療機関内に限定されたものであるが，疾病管理はライフサイクルにわたるマネジメントであるため，医療機関の機能分化・連携を対象としたものであることがあげられる．また，クリニカルパスでは医療提供者の役割記述が中心であるのに対して，疾病管理では患者の行動変容が重視されていることも大きな違いである．

2　疾病管理プロセスとツール

疾病管理プロセスについて，米国疾病管理協会（DMAA）は，疾病管理のコアコンポーネントとして以下の6つをあげている（Disease Management Association of America）．

1）集団特定プロセス
2）エビデンスに基づく診療ガイドライン
3）医師とサポートサービス提供者の連携による診療モデル
4）患者自己管理のための教育・啓発
5）プロセスとアウトカムの計測，評価ならびにマネジメント
6）定期的な報告とフィードバック

これらのコンポーネントは，品質管理の plan-do-check-action（PDCA）サイクルの考え方をもとに整理することができる．すなわち，まず集団のリスク評価をもとに介入すべき対象を明らかにする「現状分析・目標設定」のコア（plan），目標を達成するために，それぞれの状態に応じた実施ガイドラインをもとに医療関係者への教育ツール・患者啓発ツールの作成と医療現場での周知徹底を行う「介入」のコア（do），そして疾病管理プログラムの成果を分析する「分析・評価」コア（check）であり，評価結果は目標へフィードバックされ（action），継続的改善につなげてゆく．このプロセスにツールを重ねたものが図7-2である．

第7章　疾病管理の概念とわが国への適用

図7-2　疾病管理プロセスとツール

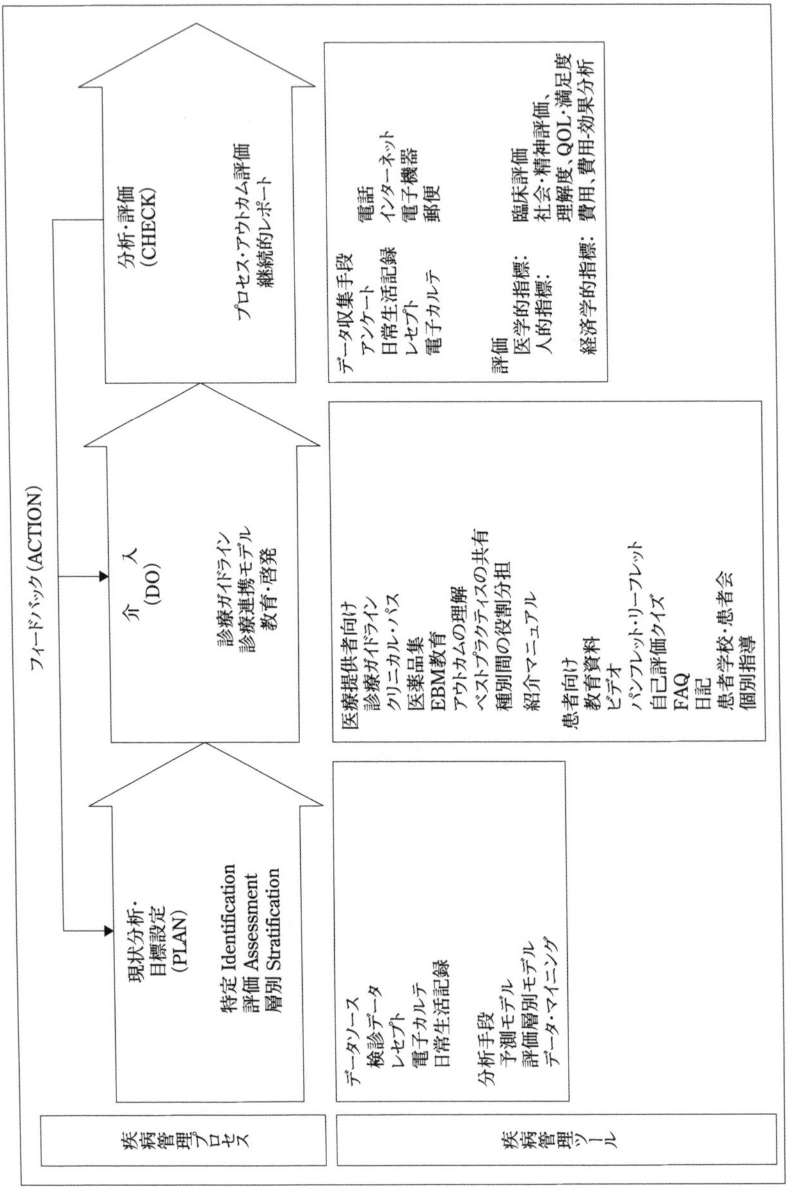

フィードバック(ACTION)

現状分析・目標設定 (PLAN)
特定 Identification
評価 Assessment
層別 Stratification

介入 (DO)
診療ガイドライン
診療連携モデル
教育・啓発

分析・評価 (CHECK)
プロセス・アウトカム評価
継続的レポート

疾病管理プロセス

疾病管理ツール

データソース
検診データ
レセプト
電子カルテ
日常生活記録

分析手段
予測モデル
評価層別モデル
データ・マイニング

医療提供者向け
診療ガイドライン
クリニカル・パス
医薬品集
EBM教育
アウトカムの理解
ベストプラクティスの共有
種別間の役割分担
紹介マニュアル

患者向け
教育資料
ビデオ
パンフレット・リーフレット
自己評価クイズ
FAQ
日記
患者学校・患者会
個別指導

データ収集手段
アンケート
日常生活記録
レセプト
電子カルテ

電話
インターネット
電子機器
郵便

評価
医学的指標：臨床評価
人的指標：社会・精神評価、理解度、QOL・満足度
経済学的指標：費用、費用・効果分析

168

3 現状分析・目標設定

　疾病管理では，まず，母集団の中から介入の対象となる候補者を明らかにするとともに（特定），母集団について健康リスク評価を行い（評価），それらの情報を収集・分析し，介入を行おうとする対象疾患に関して高リスク・グループから低リスク・グループまで階層ごとに分けることから始まる（層別）．高リスク・グループは，近い将来に医療費がかかる確率がより高いことを意味し，この層別のためにレセプト，カルテ情報あるいは，検診データや日常生活記録などのデータを基に作成される予測モデルによる評価が行われる．

　慢性疾患における医療費は，ある疾患において患者間で一様に発生しているわけではなく，重症度や患者要因によって異なっている．例えば，糖尿病であれば，末期腎障害や高度網膜症，心筋梗塞などの大血管障害の治療に相対的に多額の費用がかかっており，喘息では，日常診療に比べ緊急入院費用が大きなものである．

　そこで疾病管理では，特定の疾病について，人口学的要因（性，年齢，人種など），疾病の重症度，治療遵守や患者行動，費用構造，再発頻度などのデータをもとに，費用削減となりうる集団を特定する．また，個々の患者，住民に対する介入目標などの設定も行われる．

　従来の健康増進や健康関連サービスと比較した場合の疾病管理の特徴は，特定の疾病に関する患者（予備軍）についてライフスタイルや健康状態，医療サービスの内容などのデータをもとにリスクを層別し，介入戦略を立案することにある．

4 介　入

　疾病管理は，通常，疾病に罹患した患者の重症化防止に焦点があてられ，診療ガイドラインをもとに作成された日常生活や治療遵守に関する教育プログラムとコミュニケーション・システムによる介入がなされる．教育プログ

ラムは，例えば，単に患者に禁煙をすすめる，食事に気をつけるなどの指針を示したものではなく，医師，薬剤師，看護師，栄養士など各医療従事者の役割と患者への接し方・教育方法が明確化された標準的なツールが作成され，患者の日常の行動変容につなげるものとなっている．また，ツールが的確に用いられるためには，医療提供者に対する教育も必要になり，患者用，医療提供者用それぞれの教育ツールがシステム化されている．

特に糖尿病などの慢性疾患における疾病管理においては，介入を効率的に行うために，プライマリーケア医―専門医，医師―コメディカルスタッフなどの連携が必要である．そこで，それぞれが，どのタイミングでサービスを提供するのかを明確にしておく必要があり，それぞれの間の情報の共有化，連携システムも作成される必要がある．

具体的な患者への介入方法は，各患者の健康リスク状態に応じて決まるが，すべての患者に対して標準的な方法で介入するプログラムもある．すなわち，対象疾病を層別し，集団的な介入で効果が得られる可能性のあるものについては標準的な教育資材の導入で十分であるが，看護師や保健師による重点的な介入が必要と思われるものに対しては，個人における問題把握を行い，深い介入を行うことで，対象疾病についての集団全体の健康状態の改善とその結果としての医療費コントロールを目指す（図7-3）．

患者だけでなく，医療サービス提供者も，最新のエビデンスに関する知識の適用のために教育・支援の対象になる場合もある．医師に限らず専門職種の介入は，労働集約的であり，対象となる集団の特性に応じた介入方法の層別化が必要であり，介入によって得られる成果を予測して介入戦略を立案することは，限りある保健医療資源の効率的な配分の意思決定につながる．

5 分析・評価

疾病管理における最後のコアでは，成果を測定してベースラインや対照グループと比較する．測定においては，一般的に，プロセスとアウトカムの両面からの評価がなされる．すなわち，プロセス評価では遵守すべき標準との

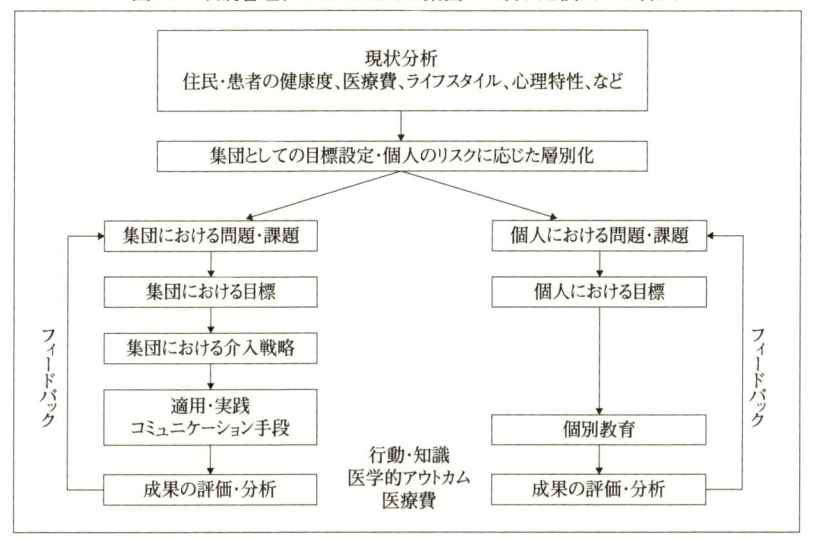

図7-3 疾病管理プロセスにおける集団への介入と個人への介入

```
                    現状分析
        住民・患者の健康度、医療費、ライフスタイル、心理特性、など
                        ↓
          集団としての目標設定・個人のリスクに応じた層別化
                    ↙         ↘
        集団における問題・課題      個人における問題・課題
                ↓                       ↓
        集団における目標            個人における目標
                ↓                       ↓
        集団における介入戦略
                ↓
        適用・実践                 個別教育
        コミュニケーション手段
                ↓                       ↓
        成果の評価・分析            成果の評価・分析

                  行動・知識
                  医学的アウトカム
                  医療費
```
（フィードバック）

比較（ガイドライン等で推奨される検査頻度への順守度，患者の治療順守など）が行われる．またアウトカム評価では，臨床的アウトカム（検査値や健康状態の変化など），経済的アウトカム（総コストや利用率など），QOLや患者・医療サービス提供者の満足度などが用いられる．

　米国での疾病管理における経済学的アウトカムの評価は，通常の経済評価で用いられる費用－効果分析が用いられることもあるが，むしろ，疾病管理プログラムの導入により生ずる費用にみあうだけの費用削減となるかどうかといった会計学的な評価が一般的である．これは，米国では疾病管理自体がビジネスとなっており，保険者等が外部の疾病管理プログラムを購入する際の経営的な視点での評価が必要とされることがその理由である．従って，将来の便益を現在価値に置き換える場合も，通常の経済評価で用いられる割引率3～5％ではなく，企業会計で用いられるリスク調整を含む10～15％の割引率を用いるなどの違いがある．

　疾病管理では，多職種が関与することから，住民・患者の情報の共有化が求められ，その情報をベースに介入すべき集団の特定とともに，成果・アウ

トカムの計測が行われ，アウトカムの変化に基づき，新たな介入計画の作成がなされるとの特徴も有している．さらに，データ収集を行う場合，患者とのコンタクトが必要となることもある．例えば，日常生活に関して電話介入を行う場合，介入と同時に，現在の日常生活の状況についてデータ収集も行うことが可能である．このように，データ収集と介入とが同時に行われることも疾病管理の特徴といえる．

第2節　米国における疾病管理の歴史と発展

　米国において，最も早く疾病管理に取り組んだのが Mayo Clinic であったとされている（Todd, 1996）．現在，Mayo Clinic では，糖尿病，喘息，膀胱炎，高血圧，乳がん，腰痛を含む12以上の疾病を対象に疾病管理プログラムを開発している（田中，2002）．その後，疾病管理への取組みは米国内で拡大していったが，その要因の一つは，製薬企業が保険者と良好なパートナーシップを築くことを目的としてさまざまな疾病管理プログラムを提供することがあったとされる．事実，疾病管理の概念を最初に整理したものは，経営コンサルティング会社 Boston Consulting Group（BCG）が製薬企業 Pfizer 社のマーケティング戦略のために作成した報告書であった（Gray, 1998）．製薬企業は，自社の製品が診療ガイドラインに組みこまれることによって確実な売上につながり，効率的な営業活動が期待できる．

　その後，米国の疾病管理はマネジドケアに取り込まれ，医療費コントロールを目的とした医療資源利用の効率化とともに，患者満足度と医療の質の向上を目的として発展していくとともに，疾病管理プログラム・サービスを専門に提供する企業も誕生した．さらに疾病管理は，メディケイドにも広がり，1997年にはフロリダ州のメディケイドで疾病管理が導入された．フロリダ州では，州と契約を結んでいる疾病管理業者によって，HIV 感染症，AIDS，喘息，糖尿病，うっ血性心不全および末期腎疾患を対象に疾病管理サービスが提供されている．そのほかにも，西バージニア州，ニューヨーク州などい

くつかの州のメディケイドにおいて疾病管理が導入されている（Gillespie, 2002）．1997年にはDMAAが設立され，毎年，米国内での大会が開かれており，現在は，DMAAが疾病管理に関する国際学会的な位置づけとなっている．

現在，米国において疾病管理が急速に浸透している要因としては，情報技術の進歩，診療ガイドラインの改良，アウトカムに関する研究の増加，医療提供者が経験を積み重ねて医療サービスの質を改善するための手法を習得したことがあったことに加え，慢性疾患の医療費のコントロール，医療の標準化の必要性があったとされている．

疾病管理は，すべての疾患が対象とされるわけではなく，慢性疾患で，疾病の費用構造が明確で戦略構築が可能であるものが対象とされることが多く，具体的には，喘息，糖尿病，がん，HIV/AIDS，胃潰瘍，アルツハイマー病，関節炎，骨粗鬆症，うつ病・神経症，心血管系疾患などが対象とされている．実際に，AAHP（American Association of Health Plans）による調査では，糖尿病の疾病管理を実施している保険者は全体の97％，以下，喘息86％，うっ血性心不全83％，冠動脈疾患70％等が続いている（田中，2002）．わが国において疾病管理の対象となりうるものは，基本的に違いはないと思われるが，疾病管理の核となるものは，患者の自己管理のサポートであること，また，集団を特定・評価・層別する際のデータソースとしても生活習慣を中心とした検診時の問診票が用いられることから，生活習慣病が対象疾患となると推察される．

第3節　日本における疾病管理の現状と今後の展開

1　疾病管理の概念と範囲の広がりと疾病予防

ここまで説明してきた疾病管理の特徴を簡潔にまとめると，特定の疾病の

図7-4 疾病予防と疾病管理

予防の分類	一次予防	二次予防	三次予防
内容	病気を原因から断つことによって発生を防ぐ方法。健康増進や健康教育。	病気を早期に発見して早期に治療する方法。健診など。	病気をなるたけ早く合併症をなくして治療することによって早期に社会復帰を目指す方法。
疾病管理アプローチ	・集団に対する健康教育 ・健診データや日常生活リスクに応じた個々に対する健康指導		疾病の進行防止のための集団的介入(狭義の疾病管理)
			疾病の進行防止のための個別的介入(ケースマネジメント)
	「広義の疾病管理」または「集団健康管理Population Health Management」		

重症化予防に焦点を当て、そのための患者自己管理をサポートすることが中核であるといえる。この予防と患者(住民)の自己管理サポートに着眼すると、疾病管理の範囲が広がってきていると考えられる。

疾病管理の範囲についてみると、DMAAの定義は、特定疾病に罹患した集団の重症化予防のための集団的介入であるが、一方で、一次予防にフォーカスを当て健康増進や健康教育に重点をおくものや、日常生活や受診行動に大きな問題を抱える患者に対する個別介入を行うケースマネジメントに重点をおいたものもある。そこで、近年、こうした一次予防から狭義の疾病管理(重症化予防すなわち三次予防を主目的)、ケースマネジメントまでを包含したものを広い意味で(広義)の疾病管理、あるいは「集団健康管理」(Population Health Management)と呼ぶこともある(図7-4)(Todd, 1996)。

2 疾病予防と疾病管理との関係

集団健康管理は、対象集団の日常生活上のリスクをもとに疾病予防を行うものであることから、生活習慣病が主たる対象疾患となる。また、疾病予防を一次予防から三次予防に分けて、疾病管理、集団健康管理との関係をみると、狭義の疾病管理が特定の疾病を対象に重症化予防(三次予防)を主目的にするのに対し、集団健康管理では、三次予防も含まれるが、日常生活上の

リスクが共通である高血圧，糖尿病を含む複数の生活習慣病を対象とし，主に生活習慣病罹患リスクの高い集団に対して一次あるいは二次予防を主眼とするとの違いもある．

また，集団健康管理であれ，狭義の疾病管理であれ，それらの基本的な考え方は集団への介入が中心である．集団介入が個別介入と異なる点は，個別介入が，個人のもつ健康上の特有の問題・課題に対して，オーダーメイドで目標設定やサポートプラン立案されるのに対し，集団介入では，集団に含まれる個人が共通の問題・課題を持っていると考えられる場合，それぞれに対して，共通の介入が実施される点にある．例えば，対象者個人に対して電話でのコミュニケーションが行われる場合でも，あらかじめ電話のかけ方，かける頻度などは標準化されている点が集団介入の特徴といえる．

一方，一次予防を目標とする場合と，三次予防を目的とする場合とでは，疾病管理における介入手段も介入後の評価方法も異なってくる．また，一次予防，二次予防に関しては，わが国では職域と地域それぞれ独立した健康増進・健診の仕組みが存在している．

職域の健康増進・健診活動については，労働安全衛生法による健康管理と，職域健康保険組合による健康診断，健康相談などの保健事業とが，制度上，それぞれが独立して存在していることになっている．しかしながら，わが国の産業保健制度においては，職域の健康診断が事実上一般健診化しており，多くの場合健康保険組合の補助により，がん検診や眼底検査などその他の健康診断項目も追加されている．事後措置については，職域で勤務する産業医が企業内診療所で診察，あるいは適切な医療機関に紹介するといった役割を果たしている（松田，2004）．また，異常のある対象者に対しては，産業医，産業保健師などによる健康教育・運動指導・生活指導・食事指導なども実施されている．

政府管掌健康保険も，基本的には職域型の健康増進・健診活動であるが，中小企業の従業員と家族を対象としているため，健康増進活動は，個々の企業ではなく，保険者と関連する社会保険健康事業財団が行うこともある．

地域の健康増進・健診活動については，国民健康保険と自治体が主体となっており，国民健康保険の対象者の多くは，40歳以上を対象とする老人健康増進事業による一般検診や生活習慣指導が行われている．

これらを疾病管理の観点でみると，健診データと健診時の日常生活に関する情報，そして医療にかかっている集団については診療報酬明細書（レセプト）情報を用いることで，介入対象集団を特定するとともに，これらのデータを，保健師などによる生活改善を中心とした介入後の評価に用いることもできる．

以上の取り組みは，一次予防・二次予防を主眼とした取り組みであり，上述の集団健康管理（広義の疾病管理）に近い概念である．

ときに一次予防・二次予防そのものを疾病管理と捉える向きもあるが，一次予防における自己管理のサポートや二次予防のための健診受診の励行をサポートする手段としての疾病管理と考える方がより正確である．

また，三次予防に関しては，医療の現場での患者の日常生活の自己管理のサポートならびに医療サービスそのものによる疾病重症化予防が行われることになる．

生活習慣病における患者の自己管理サポートについては，平成15年3月に閣議決定された「医療保険制度体系及び診療報酬体系に関する基本方針」における「高脂血症，高血圧，糖尿病等の生活習慣病等の重症化予防を重視する観点から，栄養・生活指導，重症化予防等の評価を進める」との考え方に基づき，現行診療報酬においては「生活習慣病指導管理料」があり，食事，運動にかかわる生活習慣指導が行えることになっている．また，医療法42条施設として運動療法や温泉利用による生活習慣指導も実施されているが，これらの指導が医学的アウトカムや患者行動の改善につながっていることの評価はこれからの作業といえる．

一方，医療サービスそのものとしては，生活習慣病では，合併症罹患を抑えるためのエビデンスに基づく医療の提供が重要である．具体的には，生活習慣病の病態に合わせた適切な治療方法・薬剤選択，服薬遵守のための教育

やツールの提供のほか，合併症予防のための検査の実施が含まれる．糖尿病を例にとれば，血糖コントロール状況に合わせた食事・運動療法あるいは薬物療法の選択がなされ，合併症のうち糖尿病網膜症であれば，適切なタイミングで眼科での検査を受ける必要があり，医療機関間の連携が必須である．また，医療とコメディカルスタッフのサポートという点では，患者教室（糖尿病教室など）も疾病管理サービスの一部といえる．

3 保険者モデル

以上述べてきた広義の疾病管理（集団健康管理）の考え方をもとに，わが国における疾病管理モデルをまとめてみよう．集団健康管理においては，患者を含む集団の生活習慣改善が主体となるため，対象疾病は，生活習慣病ならびにそれに関連した疾患が中心となる．

また，介入の主体によって，疾病管理の目標と内容は大きく異なることから，わが国での疾病管理については，「保険者モデル」と「地域モデル」とに大別できる（表7-3）．

保険者モデルは，職域であれば職域健康保険組合と産業衛生専門職（産業医，産業保健師）が連携して疾病管理を実施するものである．米国における疾病管理の導入は，保険者機能とリンクした形で診療を標準化しようとする形で行われてきたが，わが国では，保険者が医師・患者関係に介入することは現状では困難であるため，一般的には，保険者が三次予防を目標とした疾病管理プログラムを包括的に導入することは難しいといえる．

しかしながら，患者（あるいはハイリスク群）の自己管理を重視し，ハイリスクを有しているものの疾病罹患予防のための自己管理（生活習慣の改善など）や，罹患後の治療遵守を向上させるための介入を行うことは可能である．職域あるいは保険者は，健診データならびに健診時の問診データ，レセプト情報をもとにリスク評価を行い，被保険者・家族を対象に生活習慣改善の方法，疾病や薬についての情報を提供することで，三次予防のための疾病管理についても適用可能と思われるものもある．このような手法は，住民の

表7-3　疾病管理モデル

	保険者モデル	地域モデル
介入の主体	保険者と産業衛生専門職 外部資源（疾病管理会社・組織）の利用	医療現場：かかりつけ医が介入計画立案の主体 コメディカルスタッフの参加と外部資源の利用
中心となる予防の種類	一次・二次予防 （生活習慣への介入による三次予防のサポート）	三次予防
介入目標と介入方法	生活習慣への介入による疾病罹患予防，健康教育 健康教育，日常生活改善の指導	治療や指導への順守による疾病の重症化予防 医療連携：専門医・病院―プライマリケア医
データ源	健診データ，問診データによるリスク評価	医療情報，問診情報 医療機関における情報共有化が重要
介入評価（主たる指標）	プロセス：生活習慣	プロセス：生活習慣，治療順守 アウトカム：医学的指標
外部資源へのお金の流れ	医療費削減分を保険者が外部資源へ支払い	医療機関外部資源への生活習慣病管理指導料等の利用

健康増進ならびに医療保険財政の削減につながることから，自治体や健保組合にとって取り組むべき課題と考えられる．

　実際に職域においては，いくつかの先進的な事例も報告されている．職域においては，労働安全衛生法を中心とした産業保険制度により，対象集団を特定しやすいことと，人事制度や社内のコミュニケーションを利用した介入も容易であることから，今後，職域での疾病管理が発展していくことが期待される．

　国民健康保険（国保）や政府管掌健康保険（政管）でも，「国保ヘルスアップ事業」や社会保険健康事業財団が政府管掌保険被保険者・家族を対象として，健康相談・指導を実施している（財団法人 社会保険健康事業財団，ヘルスアップブラン活用検討会）．これらの取り組みをみると，主として生活習慣病を対象にした体重コントロール，食事・運動の指導，禁煙指導などのサービスを数週間かけ，保健師による個別介入の形をとっているものが多い．すな

わち，国保，政管でのサービスは，かならずしも集団に対する事前のリスク層別が適切に行われておらず，サービスを受けている集団は，どちらかというと健康に対する意識がもともと高く，保健師による個別介入をうけなくとも自分で管理ができるものが中心となっているとの問題を残している．これら国保，政管が提供しているサービスについては，現状では，あくまでも個別的介入を各地で実施しているにとどまっており，疾病管理が本来意味する集団的な介入に範囲を広げるためには，今後，事前のリスク評価を行い，集団への介入方法を再検討することが必要となっている．

4　地域モデル

一方，地域モデルは，医療機関を受診している患者が対象になるため，三次予防が疾病管理の目標である．医療サービスに関わる職種は，医師だけでなく，看護師，ソーシャルワーカー，保健師，理学療法士，作業療法士，栄養士，薬剤師，検査技師など，多様であり，また，高度医療機関からかかりつけ医まで様々なレベルの医療機関が存在している．これらの医療従事者や医療機関の役割分担や連携の方法を明確化することは，自院が予防からターミナルケアまでのどこを担うのかを明確にすることになり，医療機器や設備保有の判断につなげることもできる．これらの役割分担や連携のコーディネートの中心となるものはかかりつけ医である．

5　「介護予防」への適用

さらに，疾病管理の基本概念は，疾病の重症化を予防するために，住民や患者の自己管理をサポートすることで，総合的な健康改善を目標とするものであるから，概念を介護にまで広げて考えることも可能である．実際に，平成18年からの介護保険法の改定においては，いわゆる「介護予防」が盛り込まれることになったが，これまでも自治体では，機能訓練やひきこもり予防などの「介護予防事業」を実施してきている．これらの事業は，一度に参加できる人数に制限があることから，本来のあり方としては，要介護に移行す

るリスクの高い集団を「特定し」，リスクの程度に応じて，要介護状態への移行を避けるための運動や食事，口内清潔など自己管理の実施方法の教育を通したきっかけ作りに焦点を当てるべきである．

すなわちここでは，疾病管理のコアである，リスクの評価と層別，住民の自己管理のための教育，さらには，継続した介護予防のための自己管理へのサポートという形で疾病管理の考え方を適用することができる．

以上に見てきたように疾病管理の概念は，かなり広範であるとともに，「疾病」だけにとどまるものではなく，多くの可能性をもつものであるといえよう．

さらに，米国における疾病管理プログラムでは民間企業の役割が重視されているが，わが国においても，診療ガイドラインの開発や健康アウトカムの評価といった部分において，今後，製薬企業や民間シンクタンク等の積極的な関与が期待されるところである．

第4節　疾病管理普及における課題

1　疾病管理ツールの開発と評価

疾病管理の概念をわが国に普及させるためにはいくつかの課題が存在する．とりわけ，①必要かつ有効なツールの開発，②消費者・患者情報の保護，③収益モデルの3点が重要である．

これまでも，疾病管理をサポートするサービスやツールが製薬企業をはじめ様々な企業から提供されている．しかしながら，多くのツールが臨床的，患者行動，満足度などからみて有効であったかどうかについての評価は不十分である．疾病管理プログラムの評価については方法論がかならずしも確立していない部分もあるが，一般的な臨床評価に加え，経済評価も含めた有効性・有用性の評価が必要となる．

第4節 疾病管理普及における課題

　疾病管理を実践するためには，エビデンスに基づく診療（EBM）の考え方を基本とした診療ガイドラインの導入や，費用—効果分析等の経済評価研究を含めたアウトカム研究結果がベースとなりうる．ただし，臨床試験では患者の治療に対する意識・意欲や治療に対するコンプライアンスがきわめて高いため，その臨床試験の結果が日常の臨床の場には必ずしも当てはまらないことに注意する必要がある．

　米国を始めとした先進国で実施された疾病管理の成果については，DMAAが査読を受け発表された学術論文をLitfinderと呼ばれるデータベースに収録しており，容易に検索することができる．このデータベースは，第三者による査読のある医学雑誌に収載された疾病管理プログラムについての臨床評価論文が収載されている．このデータベースに収載され，疾病管理に関しては先駆的な研究としてしばしば引用される論文をみてみよう．

　Rubinらは，約7,000名を糖尿病患者を対象とした疾病管理プログラムの導入により，患者1人につき毎月50ドル（12.3％）の医療費削減，入院数の18％減少，入院日数の21％減少といった成果があがったことを報告している（Rubin, 1998）．しかしながら，本論文に対する批判もなされている（Gregg, 1999）．この批判は，評価対象集団の問題，介入後の評価期間の問題などが指摘されている．

　疾病管理プログラムは，いくつかのツール，サービスの組み合わせによって構成されているため，医薬品の臨床評価とは違った，科学的評価の困難さがあることも事実である．

　さらに，疾病管理によって，特に生活習慣病での医療費が本当に節約できるのかということについての疑問もある．ここにあげた論文についても，わが国の糖尿病患者に比べるとかなり血糖コントロールが悪い集団について介入後1年程度の短期での費用削減をみており，その内訳をみても入院医療費の削減が主な費用減となっている．すなわち，ここでの入院医療費の削減は，心筋梗塞などの合併症医療費の削減であるとされ（この研究に参加した医師へのインタビューによる，2002），2年目以降も，毎年，同じ程度の費用削減に

つながる保証はない．わが国では，糖尿病の入院は，例えば教育入院や糖尿病性昏睡などの急性合併症によるものが多く，米国の成績が当てはまることはむしろ少ないだろう．

生活習慣病を対象とした疾病管理が医療費コントロールにつながるかどうかについては，今後，科学的にデザインされた研究の実施が待たれる．また，一次予防による寿命の延長や二次予防による患者の「掘り起こし効果」でかえって医療費が増加することにもなるとの意見もある．ただし，医療費にのみ関心を当てることが，住民・患者の自己管理の重要性を否定することになってはならないことに留意すべきである．

2　個人情報保護

米国のマネジドケア保険会社においては，電子カルテ等を用いた複数の医療機関における患者情報の収集・共有化が進んでおり，患者データベースを用いた分析のための基盤が整っている．わが国では，レセプトデータの解析や患者手帳，ICカード等の利用が一部で試みられているが，診療情報の標準化，実施のための手段とともに患者プライバシーの保護についての検討課題も残されている．

集団を特定し，個々の患者，住民のリスクの評価をもとに介入目標を設定するためには，消費者・患者情報を扱う必要がある．レセプト情報や検診データを医療機関以外の第三者が扱う場合，個人情報保護に関して新たな問題が生じる可能性がある．現時点では，原則としてこれらの情報使用に関しては本人の同意が必要と考えられるが，国民健康保険や政府管掌健康保険の被保険者などに対して，広く疾病管理プログラムを提供する場合など法律面での検討も今後重要である．

3　収益モデル

疾病管理プログラムの開発においては，集団や個々の患者のリスク評価のための新たなデータ収集・解析の仕組み，介入ツールの開発のために投資が

必要となる．また，介入ツールの有効性を評価するための臨床試験にも多額の費用が必要となる．疾病管理の導入の初期段階では導入のための費用が発生する．ではプログラムによって，差し引きでヘルスケア資源を節約するか，他の財政援助手段を見つけなければならない．海外で実施された疾病管理プログラムの評価では，企業，病院や大学の財団，職種団体，研究所，政府などから財政的な支援を受けて実施していることもある．疾病管理によって収益を得ることを期待しないまでも，疾病管理を継続的に実施するためには，収益を保障するシステムを設計する必要がある．疾病管理プログラム導入の初期投資に対しては，企業・健康保険組合や自治体が事業費を提供することもありうるが，疾病管理サービスを継続するための運営費用については，診療報酬による支払いがなされるか，患者が自ら支払うかのいずれかにならざるをえない．生活習慣病管理指導料の運用と自己負担の組み合わせを含め今後検討が必要と思われる．

おわりに

　疾病管理は，比較的新しい概念であるが，すでに各国で様々な取り組みがなされている．米国では，人頭払いのもとではコスト意識が強く働くため，健康保険プランだけでなく医療提供者も，合併症罹患など費用のかかる状態にならないよう，積極的に取り組む経済的なインセンティブが存在している．これに対し，わが国では，出来高払いを基調としており，医療機関においては診療報酬への関心はあっても，コストへの関心は相対的に低いといわざるをえなかった．しかしながら，わが国においても，生活習慣病の増加と医療費の増大は大きな問題であり，一方で，診療ガイドラインの普及と医療機関機能分化の進展など，医療現場においても疾病管理を実施するための環境が整いつつある．

　ただし，疾病管理という用語はかならずしも概念を適切に表してはいない．定義にも述べたように，疾病管理の中核概念は，患者・住民・被保険者など

が疾病予防を自ら取り組むための自己努力を支援するシステムという概念であり，そこでこの概念に合わせて，筆者らは，新たな用語として「健康管理支援システム health management assisting system（H-MAS）」を提唱している．このように日本の制度・実態に合わせ，疾病管理の概念・用語もさらに整理していくことが必要であると考えている．

今後，わが国固有の状況に配慮しつつも，医療サービスの標準化と効率性を追求するうえで有用な手段として広がっていくことが期待される．

参考文献

Disease Management Association of America : hppt://www.dmaa.org
Gray J, Lauyer P (1998) "The Promise of Disease Management," in *Perspectives on Strategy from The Boston Consulting Group* ; ed. by Stern CW, Stalk G ; New York : John Wiley & Sons.
Gregg EW, Narayan KM, Engelgau MM (1999) "Evaluating Diabetes Health Services Interventions: True Effects, Changing Tides, or Moving Targets?," *Journal of Clinical Endocrinology and Metabolism*. 84 : 820-1.
Gillespie, JL (2002) "The Value of Disease Management-Part 2 : Balancing Cost and Quality in the Treatment of Diabetes Mellitus. An Annotated Bibliography of Studies on the Benefits of Disease Management Services for the Treatment of Diabetes Mellitus," *Disease Management*. 5 : 37-50.
Plocher DW (1996) "Disease Management," in *The Managed Health Care Handbook* ; ed. by Kongstvedt PR Gaithersburg : Aspen Publishers Inc.
Rubin RJ, Dietrich KA, Hawk AD (1998) "Clinical and Economic Impact of Implementing a Comprehensive Diabetes Management Program in Managed Care," *Journal of Clinical Endocrinology and Metabolism*. 83 : 2635-2642.
Todd WE and Nash D (1996) *Disease Management-A System Approach to Improving Patient Outcomes*. San Francisco : Jossey-Bass.
厚生労働省（2004）『平成14年度患者調査』
厚生労働省（2004）『平成14年度国民医療費』
財団法人社会保険健康事業ホームページ http://www.peare.or.jp/
田中健司（2002）「米国ヘルスケアにおける新たな潮流」『損保ジャパン総研クォータリー』Vol. 41 : 96-115.
ヘルスアッププラン活用検討会『ヘルスアッププラン活用検討会報告書（平成16年3月）』http://www.mhlw.go.jp/shingi/2004/07/dl/s0707-4b1.pdf
松田晋哉，坂巻弘之編著（2004）『日本型疾病管理モデルの実践』じほう社

事項索引

あ行

アウトカム研究 …………………………30
一次予防 …………………………………148
1年の命の価値 …………………………89
医薬品給付システム（PBS）……………22
医療技術の経済評価 ……………………165
医療技術評価の分類 ……………………4
index 型 …………………………………17
英国の研究ガイドライン ………………83
オーストラリアの研究ガイドライン …76
オレゴン州基本保健サービス法 ………45

か行

介護予防 …………………………………179
確率値の時期による調整 ………………138
確率的感度分析 ……………………117, 132
仮想評価法 …………………………21, 61
カナダ医療技術評価調整局 ……………79
カルドア・ヒックス基準 ………………56
がん検診の経済評価 ……………………152
がん検診の有効性評価 …………………141
患者の時間 ………………………………29
患者の掘り起こし効果 …………………182
間接費 ……………………………………136
間接費用 …………………………………13, 29
完全競争市場 ……………………………1
完全な経済評価 …………………………5
完全な健康 ………………………………10
感度分析 ………………………16, 104, 117

機会費用 …………………………………13
技術的効率性 ……………………………25
基数的効用 …………………………31, 43
期待効用理論 ……………………………31
期待値 ……………………………………113
規範的な決断理論 ………………………32
QOL ………………………………………10
　　——尺度 ……………………………17
　　——評価値 …………………………12
救助原則 …………………………………46
狭義の費用効果分析 ……………………27
許容可能性曲線 …………………………132
クリニカルパス …………………………166
経過としての効用値 ……………………40
決断樹 ……………………………………109
健康管理支援システム …………………184
健康状態の改善の金銭表示 ……………59
健康等年値（HYE）…………………20, 40
健康量 ……………………………………44
顕示選好 …………………………………60
効果（effectiveness）………………5, 30, 58
　　——の割引 …………………………41
高脂血症治療薬 …………………………25
公衆衛生ガイドライン（Community Preventive Service）……………………148
効能（efficacy）……………………………5, 30
公平性 ……………………………………2
　　——と効率のトレードオフ ………47
効用 ………………………………………31
　　——の測定方法 ……………………33

事項索引

──理論‥‥‥‥‥‥‥‥‥‥‥31
効率性‥‥‥‥‥‥‥‥‥‥‥‥4
国立最適医療研究所（NICE）‥22, 48, 81
　　NICEの「技術評価の方法ガイド」‥94
個人情報保護‥‥‥‥‥‥‥‥‥182
個人の選好‥‥‥‥‥‥‥‥‥‥42
コホートシミュレーション‥‥‥‥110
コホート分布‥‥‥‥‥‥‥‥‥124

さ　行

サイクル間隔‥‥‥‥‥‥‥‥‥121
時間交換法（TTO）‥‥‥‥‥17, 33
時間選好‥‥‥‥‥‥‥‥‥‥‥15
資源配分の基準‥‥‥‥‥‥‥‥‥2
事後シナリオ調査‥‥‥‥‥‥‥67
市場の失敗‥‥‥‥‥‥‥‥‥‥‥1
事前シナリオ調査‥‥‥‥‥‥‥67
疾患別患者一人当たり医療費‥‥163
質調整生存年（QALY）‥‥‥‥10, 89
　　QALYのわな‥‥‥‥‥‥‥46
質調整年数（QALYs）‥‥‥‥‥39
質で調整した生存日（QALD）‥‥115
疾病管理（disease management）‥‥165
　　──ツール‥‥‥‥‥‥‥180
　　──プロセス‥‥‥‥‥‥167
　　──モデル‥‥‥‥‥‥‥177
疾病予防と疾病管理との関係‥‥174
自発的最大支払意思額‥‥‥‥‥62
支払意思‥‥‥‥‥‥‥‥‥‥‥31
　　──額（WTP）‥‥‥‥21, 31, 62
支払いカード法‥‥‥‥‥‥‥‥69
支払い可能額‥‥‥‥‥‥‥‥‥21
支払方法の選択‥‥‥‥‥‥‥‥66
社会からの視点‥‥‥‥‥‥‥‥‥3
社会的な視点‥‥‥‥‥‥‥‥‥14

社会的割引率‥‥‥‥‥‥‥‥‥42
社会の選好‥‥‥‥‥‥‥‥‥‥42
集団健康管理‥‥‥‥‥‥‥‥‥174
純便益‥‥‥‥‥‥‥‥‥‥‥‥12
状態推移図‥‥‥‥‥‥‥‥‥‥120
情報の非対称性‥‥‥‥‥‥‥‥‥1
正味の成果‥‥‥‥‥‥‥‥‥‥55
正味便益‥‥‥‥‥‥‥‥‥‥‥59
初期行列（初期分布）‥‥‥‥‥124
序数的効用‥‥‥‥‥‥‥‥‥‥31
身体活動に関する有効性評価‥‥151
人的資本法‥‥‥‥‥‥‥‥‥21, 59
シンバスタチン‥‥‥‥‥‥‥‥25
推移確率‥‥‥‥‥‥‥‥‥‥‥121
　　──行列‥‥‥‥‥‥‥‥124
スターティングポイント・バイアス‥‥64
生活習慣病‥‥‥‥‥‥‥‥‥‥163
生産性費用‥‥‥‥‥‥‥‥29, 136
生産損失‥‥‥‥‥‥‥‥‥‥‥136
生存年数の延長‥‥‥‥‥‥‥‥10
競りゲーム法‥‥‥‥‥‥‥‥‥63
選好‥‥‥‥‥‥‥‥‥‥‥‥‥31
潜在能力（セン）‥‥‥‥‥‥‥44
増分費用効果比（ICER）‥‥‥8, 88
増分費用質調整生存年比‥‥‥‥90
増分費用生存年比‥‥‥‥‥‥‥90

た　行

ターミナルノード‥‥‥‥‥‥‥111
大腸がん検診経済評価‥‥‥‥‥145
大腸がん検診の費用効果分析‥‥146
脱・功利主義‥‥‥‥‥‥‥‥‥44
ダブルカウント（二重計算）‥15, 28, 41
地域モデル（疾病管理）‥‥‥‥179
チャンスノード‥‥‥‥‥‥‥‥111

中央社会保険医療協議会…………96
直接医療費………………………13, 136
直接質問法………………………62
直接非医療費……………………13, 136
直接費用 …………………………13, 29
ディシジョンツリー……………109, 111
デルファイ法……………………138
等価変分…………………………69

な 行

二項選択法………………………64
二重苦……………………………46
二重計算（ダブルカウント）……15, 28, 41
日本における疾病管理 …………173
年間治癒率………………………139
ノルウェーの研究ガイドライン…86

は 行

パレート改善……………………56
半サイクル補正…………………128
判断樹……………………………109
PDCAサイクル…………………167
ビジュアル・アナログ・スケール…33
人交換法…………………………33
費用価値分析（CVA）……………85
費用効果比（CER）………………7, 8, 25
費用効果分析……………………10, 25
　――と費用便益分析との異同…57
　――の生い立ち…………………27
費用効用分析 ……………………10, 27
費用最小化分析 …………………9
標準的賭け………………………33
標準的治療スケジュール………138
費用対効果の閾値………………91
費用対効果比……………………39

――一覧表（league table）………39, 46
費用の測定 ………………………13, 28
費用の割引………………………15
費用/便益比………………………59
費用便益分析……………………12, 55
von Neumann-Morgenstern型の効用…31
profile型…………………………17
ペイオフ値………………………112
米国疾病管理協会（DMAA）……167, 173
米国における疾病管理…………172
ヘリコバクターピロリ除菌の経済評価 157
保険者モデル（疾病管理）………177
補償変分…………………………69

ま 行

マルコフステーツ………………121
マルコフモデル…………………110, 118
minmax原理………………………45
無知のベール（ロールズ）……44
モデル作成のためのソフトウェア……133
モデルの構造……………………106
モデル分析の長所と短所………103
問題提示の枠組み影響…………38
モンテカルロシミュレーション
　…………………………………110, 117, 129

や 行

薬剤給付助言委員会（オーストラリア）…74
薬剤経済学………………………71
　――研究ガイドライン…………74
　――研究の政策利用……………73
　――研究の分析手法……………72
　――評価機関（カナダ）………79
予防対策の有効性評価 …………141

事項索引

ら 行

理性的な消費者……………………31
臨床経済学 ………………………3
　——におけるモデル ……………102
臨床試験と臨床経済学 ……………102
臨床的アウトカム …………………29
レセプトデータ ……………………136

労働損失……………………………13
ロールバック計算 …………………113

わ 行

割引…………………………………41
割引率………………………… 15, 58
　——の推奨値………………………98

欧文索引

CER（費用効果比）……………7, 8, 25
Community Preventive Service（公衆衛
　生ガイドライン）………………148
cost-value analysis………………47
CVA（費用価値分析）……………85

disease management（疾病管理）……165
DMAA（米国疾病管理協会）……167, 173

effectiveness（効果）………5, 30, 58
efficacy（効能）………………5, 30
EQ-5D……………………………19, 35
EuroQol……………………………35

Healthy People 2010 ……………149
HUI…………………………………19
HYE（健康等年値）……………20, 40

ICER（増分費用効果比）…………8, 88
index型……………………………17

league table（費用対効果比一覧表）…39, 46

Mayo Clinic………………………172
minmax原理………………………45

NICE（国立最適医療研究所）…22, 48, 81
　——の「技術評価の方法ガイド」……94

PBS（医薬品給付システム）………22

PPBS………………………………56
PDCAサイクル……………………167
preference-based…………………19
profile型…………………………17
prospect theory…………………32

QALD（質で調整した生存日）………115
QALY（質調整生存年）……………10, 89
　——のわな………………………46
QALYs（質調整年数）………………39
QOL…………………………………10
　——尺度…………………………17
　——評価値………………………12

rating scale（RS）………………17

SF6D………………………………36
standard gamble（SG）…………17-8

time trade off（TTO：時間交換法）
　……………………………17, 33
Treeage Pro………………………134
true endpoint……………………16

USPSTF……………………………143

von Neumann-Morgenstern型の効用…31

WTP（支払意思額）…………21, 31, 62

189

執筆者一覧

第1章　福田　敬（ふくだ・たかし）
　1964年生．1995年東京大学大学院医学系研究科博士課程修了．現在，東京大学大学院薬学系研究科医薬経済学講座客員助教授．主著として，『新時代に生きる医療保険制度』（共著，薬事日報社，2004），『保健医療の経済的評価』（共訳，じほう，2003），『薬局機能評価マニュアル（改訂2版）』（監修，共著，じほう，2003），『パス法』（共著，へるす出版，2000），『医を測る』（共著，厚生科学研究所，1998）等．

第2章　橋本英樹（はしもと・ひでき）
　1963年生．1999年ハーバード大学公衆衛生大学院博士課程修了．現在，東京大学大学院医学系研究科医療経営政策学寄附講座客員教授．主論文として「医療技術・保健政策の経済的評価の理論的背景に関する文献的考察」『医療と社会』(1998)，『新時代に生きる医療保険制度——持続への改革論』（共著，薬事日報社，2004）等．

第3章　田村　誠（たむら・まこと）
　1959年生．1984年東京大学大学院医学研究科修士課程修了，1991年ノースウェスタン大学経営大学院修了．前国際医療福祉大学医療経営管理学科教授．現在，日本ガイダント副社長．主著として，『マネジド・ケアで医療はどう変わるのか——その問題点と潜在力』（医学書院，1999，吉村賞受賞）等．

第4章　池田俊也（いけだ・しゅんや）
　1963年生．1995年慶應義塾大学大学院医学研究科博士課程単位取得．現在，慶應義塾大学医学部医療政策・管理学教室専任講師．主論文として，"An Analysis of Pharmacoeconomic Studies in Japan"（共著）『医療経済研究』2, 1995（医療経済研究機構ミクス賞受賞），"Economics evaluation of donepezil treatment for Alzheimer's disease"（共著）*Dement Geriatr Cogn Disord* 13, 2002, 等．

第5章　小林　慎（こばやし・まこと）
　1964年生．1989年横浜国立大学大学院工学研究科修了．現在，クレコンリサー

チアンドコンサルティング株式会社医療アセスメント研究部部長．主論文として，「医療経済の観点からの市中肺炎の外来治療戦略——Telithromycinをモデルとして」『日本化学療法学会雑誌』（共著，2004．日本化学療法学会学術奨励賞受賞）等．

第6章　濱島ちさと（はましま・ちさと）

1957年生．1987年岩手医科大学医学部大学院修了．現在，国立がんセンターがん予防・検診研究センター情報研究部診療支援情報室室長．主論文として，"A study of the reliability of health state valuations in Japanese EuroQol instrumend, Environmental Health and Preventive medicine"（共著，2001）"Long-term quality of life of postoperative rectal cancer patients" *J Gastroenterol Hepatol*. 17（5）(2002)等．

第7章　坂巻弘之（さかまき・ひろゆき）

1956年生．1992年慶應義塾大学大学院経営管理研究科修了．現在，財団法人医療経済研究・社会保険福祉協会 医療経済研究機構研究部長・主席研究員．主著として，『実践薬剤経済学』（共監訳，じほう社，2000）『EBMのための情報戦略』（共編著，中外医学社，2000）『やさしく学ぶ薬剤経済学』（じほう，2003）『日本型「疾病管理」モデルの実践』（共編著，じほう社，2004）等．

編著者略歴

○池上直己（いけがみ・なおき）
1949年生
1975年　慶應義塾大学医学部卒業
1981年　医学博士
　　　　慶應義塾大学医学部病院管理学教室講師，助教授，総
　　　　合政策学部教授を経て，
現　在　慶應義塾大学医学部医療政策・管理学教室教授
主　著　『医療の政策選択』勁草書房，1992）『日本の医療――
　　　　統制とバランス感覚』（中公新書，1996）『ベーシック
　　　　医療問題（新編）』（日経文庫，2002）『MDSHC 2.0
　　　　在宅ケアセスメントマニュアル（新訂版）』（モリスら
　　　　と編著）（医学書院，2004）

○西村周三（にしむら・しゅうぞう）
1945年生
1972年　京都大学大学院博士過程単位取得退学
現　在　京都大学大学院経済学研究科教授
主　著　『応用ミクロ経済学』（甲斐閣，1989）『医療と福祉の
　　　　経済システム』（筑摩書房，1997）『保険と年金の経済
　　　　学』（名古屋大学出版会，2000）

　　　講座 医療経済・政策学　第4巻
　　　医療技術・医薬品

2005年11月15日　第1版第1刷発行

　　　　　　　　　　　　　池　上　直　己
　　　　　　　編著者
　　　　　　　　　　　　　西　村　周　三

　　　　　　　発行者　　井　村　寿　人

　　　　　発行所　株式会社　勁　草　書　房
112-0005 東京都文京区水道2-1-1　振替 00150-2-175253
　　　　　（編集）電話 03-3815-5277／FAX 03-3814-6968
　　　　　（営業）電話 03-3814-6854／FAX 03-3814-6854
　　　　　　　　　　堀内印刷所・青木製本

©IKEGAMI Naoki, NISHIMURA Shūzō　2005

ISBN4-326-74834-6　Printed in Japan

JCLS ＜㈳日本著作出版権管理システム委託出版物＞
本書の無断複写は著作権法上での例外を除き禁じられています。
複写される場合は、そのつど事前に㈳日本著作出版権管理システム
（電話03-3817-5670、FAX03-3815-8199）の許諾を得てください。

＊落丁本・乱丁本はお取替いたします。
　　　　　http://www.keisoshobo.co.jp

講座 医療経済・政策学 全6巻
Health Economics and Policy

A5判横組み・2005年春より随時刊行中！

第1巻＊**医療経済学の基礎理論と論点**
西村周三・田中 滋・遠藤久夫……編著

第2巻＊**医療保険・診療報酬制度**　　　既刊・3045円
遠藤久夫・池上直己……編著

第3巻＊**保健・医療提供制度**
田中 滋・二木 立……編著

第4巻＊**医療技術・医薬品**　　　本書
池上直己・西村周三……編著

第5巻＊**看護とリハビリテーション**
二木 立・池上直己……編著

第6巻＊**医療制度改革の国際比較**
田中 滋・二木 立……編著

[関連書]**医療経済・政策学の研究技法と哲学**
二木 立……著

勁草書房刊

日本人の生死観	川上・上林他著	2415円
日本人の健康	林俊一著	3360円
生命と時間	広井良典著	2730円
イギリスの医療改革	J.バトラー著／中西範幸訳	3150円
お産―女と男と	大林道子著	3150円
看護技術の現在	川島みどり著	2730円
「世界一」の医療費抑制政策を見直す時期	二木立著	2625円
占領期の医療改革	杉山章子著	3360円
福祉は経済を活かす	滝上宗次郎著	2520円
東大闘争から地域医療へ	三浦聡雄・増子忠道著	2205円
保険医療政策の将来	V.R.フュックス著／江美・二木・権丈訳	3255円
農村医療の現場から	松島松翠著	2100円
らい予防法廃止の歴史	大谷藤郎著	4410円
自然なお産を求めて	杉山次子・堀江優子著	2730円
いま、病院看護を問う	川島みどり著	2940円
ケアと老いの祝福	木下康仁著	2625円
21世紀への社会保障改革	川上武著	2940円
もう患者でいるのはよそう	S.シャーウィン著／岡田・服部・松岡訳	3360円
医療ソーシャルワークの現代性と国際性	児島美都子著	2625円
国際化時代の社会保障	坂井英幸著	2520円
戦後日本医療史の証言	川上武著	5250円
国際医療福祉最前線	児島・中村・杉山編著	3150円
医療の政策選択	池上直己著	3360円
介護保険と医療保険改革	二木立著	2940円
21世紀初頭の医療と介護	二木立著	3360円
医療改革と病院	二木立著	2835円
医療安全の経済分析	安川文朗著	2520円

＊表示価格は2005年11月現在。消費税は含まれておりません。